JN278819

人が生き、死ぬということ
19歳の君へ

日野原重明 編著

山崎章郎
アルフォンス・デーケン
石垣靖子
紀伊國献三
岡部 健
木澤義之
向山雄人
沼野尚美
………
眞嶋朋子

春秋社

目次

19歳の君へ

総論

序——いのちとは何か、学ぶとはどういうことか

聖路加国際病院理事長
日野原重明

私は一九八七年に初めて〝いのちの授業〟を小学校で行いました。これは、NHKのドキュメンタリー番組「ETV8」の「シリーズ・授業」の企画によるもので、「からだの中のポンプ・心臓」と題した授業でした。

私の母校、神戸市立諏訪山小学校の五年生を対象とした授業で、聴診器と血圧計をいくつも持っていき、子どもたちに渡して、聴診器で自分や友だちの心臓の音を聞かせ、血圧を測るときに上腕の血管音を聞かせました。子どもたちは皆、眼を輝かせて私の話に聴きいり、心臓の音や、身体のなかを流れる血流の音に驚きの声をあげていました。そして、授業のあとには熱心な感想文がたくさん送られてきましたが、そこには、一〇歳の子どもとは思えないような、すばらしい言葉の数々が記されていました。

そのとき以来、子どもたちへの教育に興味をもった私は、国内外を問わず各地の小学校を訪れ、一〇歳を中心とする子どもたちに〝いのちの授業〟を行うようになりました。その数は、過去二〇年間

（二〇〇八年三月末まで）に、七八校にのぼります。

いのちはどこにある?

その授業で私がいつも子どもたちに問いかけていることは、「いのちって何だと思う?」ということです。

「君たちは、自分のいのちを持っていますか?」と問いかけると、子どもたちは「持っている」と答える。「どこに持っているの?」と聞くと、「身体全体」とか「心臓」とかいろいろな返事が返ってくる。しかし、「じゃあ、心臓がいのちなのかな?」と聞くと、子どもたちは「違う」と言うのです。心臓が止まれば人間は死んでしまう。それは確かだけれど、だからといって、では、心臓がいのちなのかというと、それだけではない、と子どもたちは感じているのです。

「風は見ることができますか?　空気は見えるかな?　見えないね。でも、確かにそこにあって、人間が生きていくのに欠かせないものですね。いのちも、眼で見ることはできないけれど、確かに存在するものです。見えないもののなかに、とても大切なものがあるんだよ」。

私は子どもたちにそう語りかけます。

そして、いのちとは、寿命とは、「私たちが使える時間」のことなんだよ、と教えるのです。

自分が持っている時間、自分が使える時間がいのちそのものであって、その時間をどう使うかが私たち一人ひとりに与えられた課題です。与えられたいのち（時間）をどう生き、どのように返すか、それを真剣に考えるのが人間の大切な仕事なのです、と。

私は、それを子どもたちに伝えることこそ、私に残された時間に果たすべき一つの大切な使命と感じています。

若い世代に対して、いのちとは何であるかを大人たちが伝えること。それは現代の日本で、ますます大切な教育課題となっていると思います。

本書は、大学生を対象に開かれた「いのちを考える」という連続講義をまとめたものです。

緩和ケアという、人間の生と死について最も深く鋭い問いを日々つきつけられる現場で、先駆的な働きをしているエキスパートたちが講師陣として選ばれました。そして、総合大学（千葉大学）の教養科目として、四〇〇名を超える学生たちに、四カ月にわたって「いのち」を語りつぐという画期的な内容でした。この講義は、ホスピス・緩和ケアに対して長らく多岐にわたる支援を行なってきた、日本財団の発案・寄附によるものです。私も講師の一人として、いのちとは何か、人生で大切なものは何かということについて、学生たちに語りかけました。

受講生には医学・看護学を専門に学ぶ学生も多く含まれていたため、講義内容も、入門的なものから専門的・実際的なものまで、多彩な内容となりました。しかしいずれも、人間が生きるということ、そして死ぬということについて、示唆に富む語りかけとなっています。

種が育つ土壌

私は日本における医学・看護学を発展させたいと願い、さまざまな試みを行ってきました。一般の人々から見ると、日本の医学は非常に発達し、世界でも進んでいるように見えると思います。しかし、実際の医学・看護学は、その研究も、教育も、果たして本当に進んでいるのでしょうか？

ノーベル賞の医学生理学賞は今から一〇〇年以上も前から始まり、これまでに三〇〇人を超える研究者が受賞しています。しかしこの賞を日本人で受賞した人はただ一人、利根川進博士だけで、彼は有機化学を専門とする研究者なので、医師ではありません。日本の医学部を卒業し、医学を専門とする日本人の誰一人として受賞していないのです。

アメリカではすでに二〇〇人くらいの受賞者がおり、英国では約五〇人、スウェーデンは二〇人ほど受賞しています。ところがこの文化国家、経済大国の日本で、最も偏差値の高い優秀な医学部を出ているとされる医学者たちが、なぜ、世界的に評価されるような研究成果を生み出せないのでしょうか？　それはやはり、才能を伸ばす土壌がなかったからだと思います。新約聖書にはこういう話があります。

種を蒔《ま》く人が種蒔きに出て行った。蒔いている間に、ある種は道端に落ち、鳥が来て食べてしまった。ほかの種は、石だらけで土の少ない所に落ち、そこは土が浅いのですぐ芽を出した。しかし、日が昇ると焼けて、根がないために枯れてしまった。ほかの種は茨の間に落ち、茨が伸びてそれをふさいでしまった。ところが、ほかの種は、良い土地に落ち、実を結んで、あるものは百倍、あるものは六十倍、あるものは三十倍にもなった。

（マタイによる福音書一三章三〜八節、新共同訳『聖書』、日本聖書協会）

たとえ良い種であっても、良い土壌の畑でないと育たない、人間もまたそうであるというイエス・キリストの有名な言葉であります。学問の領域においても同じであり、医学や看護学もまた同じことが言えるのではないでしょうか。

立ち遅れた医学・看護教育

現在、医学校は全国で約八〇、看護大学は四年制だけでも約一六〇あります。看護大学は、医学校のちょうど二倍あるわけです。しかし、そこで行われている教育は、欧米に比べてまだまだ立ち遅れている面も多くあると言わざるをえません。

たとえば、これからは在宅医療の時代であると言われ、訪問診療・訪問看護の重要性がますます大きくなっています。しかし、「診断と治療」は医師の役割で、看護師はその「援助」をするということが、昭和二三年に制定された法律（保健師・助産師・看護師法）で決められてしまっているので、診断技術は看護師には教えられていないのです。だから、訪問看護の現場で、患者さんの家族から「倒れた」という連絡を受けても、なぜ倒れたのか、急ぐことなのかどうか、といった診断をつけることができない。医師の往診を待っているうちに手遅れになってしまう。そのように、今の訪問看護のままでは危険と思えることがいろいろあります。医師がその場にいなければ、そこにいる専門職が代わって対応できるようなシステムに変えていくことが必要なのであって、アメリカでは四〇年も前からそのようになっているのですが、日本は、昭和二三年で止まったままなのです。

一方、医学教育もまたたくさんの課題を抱えています。

医学は診断・治療であり、看護はケアであるとよく言われます。しかし、ケアは看護師の専売特許ではありません。ケアができないお医者さんはお医者さんとは言えないのです。診断したり手術をしたりするだけでなく、病気を持っている人の心にタッチできるようなコミュニケーションができなければ、良い治療はできません。しかし、医学教育では、患者さんとの人間関係を保つような訓練は行われていないのです。患者さんと心理的に断絶したような状態では、患者さんの苦しみや悩みの本当のところは理解できません。

日本では、偏差値の高い、頭が良いと言われている学生が医学部に行きます。両親や学校の先生から、あなたは優秀だからと言われ、偏差値のランクに従って大学を受験する。医師になるということの意味が理解できないまま医学校に進むのです。そして、厳しい受験勉強に追われて、他のことに興味を向ける余裕がないので、広い一般教養を身につける機会もなく、文学や芸術あるいは宗教といったものに対する関心も非常に少ない。大きな視点で人間を見るということができないまま、医師になってしまうのです。

また、現在の日本の医学教育は、専門医を育てることには熱心ですが、一般医を育てる学課程が不十分です。病気が進んでしまってから診る大学の先生や専門医は、ある意味、楽なのです。最も難しく、必要とされているのは、病気の始まりを診る一般医・開業医（プライマリ・ケア医）です。これからは地域の開業医の重要性がますます増してくるでしょう。しかし、その開業医の教育は、医学部や教育病院では今なお十分には行われていないのです。

学ぶということ

医師として長い人生を歩むなかで、私自身、とても貴重な学びになったと思うことは、幼いころに自分自身が病気になった体験や、母が重篤な病気になって、生きるか死ぬかというときに、かかりつけの医師に救ってもらったという経験です。

また、私の大学時代には、肺結核で一年間の休学を余儀なくされました。同級生が元気に勉学に励んでいるときに、自分はただただ横になって安静にしていなければいけないという、つらい時期を経験したのです。病気になったこと、病気の時間を経験したことによって、私の生きかたは大きく変えられたと思います。医学だけでなく、もっと幅広く、いろいろなことを思索し、教養を身につけるチャンスが療養中に与えられたのです。

若い世代の人々にぜひ伝えたいのは、広く、大きな視点で、人間とは何か、いのちとは何か、人生でなすべきことは何かということを、考えてほしいということです。そういったことは学校の勉強だけではなくて、生活のすべての場面で学びのチャンスがあるはずです。そしてぜひ、自分から進んで、多くのことを学ぼうという積極的な姿勢をもってほしいと思います。

聖路加国際病院の研修医の一人がアメリカに留学をしました。語学がまだ十分ではなかったので、大学の学生向けの講義も聴くようにしなさいと言って送り出しました。ところが彼は、最初の講義に一五分遅れたのです。病院内のカンファレンスでも彼はよく遅刻をしていて、遅れてはいけないと言われていたのにです。アメリカでの担当教授は彼に言いました。「君はまだアメリカでの生活に慣れていないので遅れてしまったのだろう。でも、今度遅れたら、私の教室には入らないでほしい」と。これがアメリカでの教育の厳しさなのだと思います。

日本ではどうでしょう。遅刻する学生はとても多いのです。大きな講義室では私語も多いし、一〇分もすれば寝てしまう人もいます。そして、前の席を嫌って、後ろのほうから席が埋まっていく。これは日本独特の現象かもしれません。

これがコンサートだったらどうでしょう。好きなコンサートなら遅刻はしないでしょう。前のほうの、一番良い席に座ろうとするのではありませんか？　そして、舞台でアーティストが何か話しかけようとしたら、聴き逃さないように静まって耳を傾けるでしょう。

学校となると、勉強のこととなると、どうしてこうも違ってしまうのでしょう。学問のパフォーマンスに対しては、身を乗り出して、集中して聴くということがないのはなぜでしょうか？

「学ぶ」ということは、本来、良い成績を取るためとか、志望する学校に合格したり卒業するために、仕方なくするものではなかったはずです。自分に与えられた時間、すなわち「いのち」をどう有意義に使うかを考えるために、人はさまざまなことを学んできたのです。

若い世代の人々が、「学ぶ」ことにもっと貪欲になってほしい。そしてできるならば、自分のためだけではなくて、人のために何かできることはないかと考えてほしいと思います。

19歳の君へ

人が生き、死ぬということ

第1講

ホスピスケアはなぜ必要なのか

山崎章郎

総論

やまざき・ふみお▶医師。ケアタウン小平クリニック院長。1947年生。75年千葉大学医学部卒業。聖ヨハネ会桜町病院ホスピス部長などを経て、2005年、在宅診療専門のケアタウン小平クリニックを開設。著書『病院で死ぬということ』(正・続、文春文庫、1996)、『僕のホスピス1200日』(文春文庫、1999)、『ホスピス宣言』(春秋社、2000)、『新・ホスピス宣言』(雲母書房、2006)などただいまご紹介いただだいた山崎です。すごいですね。こんなにたくさん集まっていただけるとは思っていませんでした。

今日は、講座「いのちを考える――医療の原点を見つめて」の第一回です。これから四カ月にわたる連続講義で、ホスピス緩和ケアに関係するさまざまな分野から講師を招いて、「いのち」のことを皆さんと一緒に考えていくことになっています。私がこの連続講義の第一番に選ばれたのは、千葉大学が私の出身大学ということも関係があったかと思いますが、がんの末期の方たちに対する医療とか看護に長いあいだ取り組んできましたので、基本的な考えかたをまず説明するという意味で選ばれたのかなと思っています。

今日、特に皆さんと一緒に学びたいと考えているのは、人間とは一体何なのかということです。人間とは何か、つまり我々のようにホスピス緩和ケアに携わっている者が、人間をどのように見ているのかを最初に知っておくと、これからの講座をより深く理解することができると思います。

1　人が死ぬということ

さて、ではこれから私は講壇から降りて、皆さんにいろいろと質問をしながら一緒に考えていきたいと思います。前のほうの席に座った人はあきらめてくださいね。

今、日本人は一年間にどのくらい亡くなっていると思う？　考えたことない？　日本の人口は一億二、〇〇〇万くらいですか。大体一年間に一〇〇万人の方が亡くなっていますが、私が今日お話しする病気であるがんで亡くなる人は、この一〇〇万人のうちどれくらいだろう？

学生――五〇万人くらい。

うーん。今、日本では三人に一人ががんで亡くなっているのですが、そうすると……？　正解は三三万人です。三人に一人。先ほど紹介があった私の本『病院で死ぬということ』（文春文庫）は、十数年前のものですが、読んだ人、いますか？　その本の前書きに私はどう書いているでしょうか。年間に二〇万人、日本人の四人が一人ががんで亡くなっていると書いています。それから十数年たった今は三三万人、三人に一人ががんで亡くなっています。おそらく、さらに十数年もたつと、約五〇万人ががんで亡くなることになります。

つまり、がんで亡くなるのが当たり前のことになってくる。がんなんて自分はならないと思っている人がいるかもしれませんが、そんなことはないですね。五〇万人以上というと二人に一人ですから、残念ながらこちらの列の半分の人ががんで亡くなることになります、がん医療が今の水準のままであれば。がんで亡くなるということは、皆さんの人生で、ほぼ五割の確率で起こってくるのです。

亡くなる前、一カ月半のプロセス

私は三〇年間医者をやってきましたが、そのうち一六年は外科医、あと一四年間はホスピスで仕事をしました。ホスピスとは、主に末期がんの患者さんたちをケアするところで、日常生活が自由にできなくなってしまったり、がんが転移していろいろな痛みや苦痛の症状が出ている方たちが療養しています。ホスピスで私たちが付き合う患者さんの在院期間は、平均すると一カ月半です。つまり残り一カ月半の人生を送る人たちと付き合っている。その一カ月半の間に、一体何が起こるのでしょうか。それが今日のテーマです。

がんという病気は亡くなる一カ月前くらいまでは、まだ自分で動けることが多いんです。身体は弱りますが、誰かの手助けがあれば日常生活がなんとかできる状態です。ところが亡くなる数週間前になると、突然のように自力では歩けなくなって、ほぼベッド上の生活になります。多くの人は、トイレに行きたくても行けない。自分でお風呂に入りたくても入れない。食事をしたくても自分ではできない。そういう状態を経て、亡くなっていくのです。

残された時間がどんなに短くても、日常の生活が自分でできるうちは、ほとんどの人は前向きな気持ちで生きることができます。いずれ死が来ることは自覚しつつも、自分の生活ができるうちは――

例えば自分でトイレに行ったり、食事ができたりという日常の基本的なことができるうちは、ほとんどの人は明日、つまり未来のことを考えながら生きるのです。遠い未来ではないけれども、近い未来を考えて生きる。

ところがだんだん体力が弱っていくと、頭のなかでは動けるはずなのに動けなくなってくる現実に直面します。誰だって排泄はトイレでしたい。でも、行けるはずのトイレに、ある日行こうと思ったら、足がもつれて動けない。残念ながら失敗してしまう。それはとてもショックなことです。そして、これは嘘だ、そんなことがあるはずはないと現実を否定していても、しかし、翌日も同じ現実に直面してしまう。お風呂に入ってさっぱりしたいと思っても、一人ではうまく入れないのです。残念ながらそういう状態を経て、人は死ぬのです。

それまでどんなにいい人生、充実した人生を送っていたとしても、人間は、そういうプロセス抜きに死ぬことはできないということです。もちろん突然の事故や、急な心臓発作で亡くなる人もいる。けれど多くの場合は、誰かの力を借りなければ、そこをやり過ごすことができないという状態をどうしても経験する。そういうとき、その人たちはどんな思いで生きているのか、それが大切なことなのです。

死を前にした思い

自分がそういう状態になったら——想像してみてください。皆さんが、それまでとてもいい人生を送ってきたのに、最後になって自分では何もできなくなって、ベッド上で寝たきりになり、おむつを付けざるを得なくなる。毎日お風呂に入りたくても、人手が足りないから一週間に一回で我慢してねと言われてしまう。そのような時間を過ごすことになったら、どうですか？　何を考えて生きていきますか？

学生――想像がつかないです。

想像がつかない。そこをなんとか想像してほしいのですが、もしもそうなってしまったら、どんな気持ちで過ごすと思う？　これは架空の話ではないのです。現在でも、何十万人もの人がベッドでそういう生活を送っています。その人たちがどんな思いでそういう時間を過ごしているか、それを想像して、自分の思いを重ねなければ、その人たちと接することはできません。どうですか？

学生――虚しいです。

そうですね、この状態を虚しいと思っているはずですよね。そのほかに、どうですか？

学生――家族とか友だちに会いたい。

会いたいですよね。どうですか？

学生――周りの人に申し訳がない。

周りの人に申し訳がない。どうして？

学生――自分が迷惑をかけているから。

そうすると、虚しくて、いろいろな人に会いたいけれども、結局、迷惑をかけてしまって申し訳ないということですね。そうなったら、どんな気持ちになります？

学生――早く死にたい。

早く死にたいと思う。つまり、生きる意味がないと感じてしまうわけですね。

さっきお話ししたように、人間の基本的な生活、食べること、排泄すること、身体を清潔にすることが自分でできるうちは、人はそう簡単に死にたいとは思わないのです。いろいろと大変な思いをするけれど、明日、誰かがお見舞いに来るからとそれを楽しみにしていたり、一週間後のテレビの番組を楽しみにしていたり。そうやって、たとえ短いものであっても、未来を思い描くことで生きられる。でも、いま話したような状態になると、もうこれ以上生きたいとは思えない。どうです？

学生――死にたいです。

ですよね。そうすると、人生の残り三週間くらいになったとき、自分を大切に思ってくれる人たちが周りにいることを知っていても、早く死にたいと思ってしまう。そんな人生を送っている人がたくさんいるということです。

自分たちの先輩であり、友人であり、親であり、家族である人たちが、人生の最後になって早く死にたいと思っているような状態を、我々は黙って見ていていいのですか。どうです？

学生――嫌です。

嫌なのは、どうしてですか？　……難しいかな？

自分が大切に思っている人が、どんどん具合が悪くなって、最後になって早く死にたいと言う、それを見守るほうもつらいですね。でも、それは仕方のないことなんだろうか？　人は誰でも死ぬんだし、もっと医療の状況が良くない国や地域だってたくさんある。だから、仕方がない、あきらめるほかないのだろうか？

これは自分たち、皆さんの未来なのです。そうすると我々が目指している社会とは、一体なんなのだろうかと思いませんか。誰もが迎える人生の終わりに、早く死にたいと思ってしまうような社会を、我々は目指しているのでしょうか。難しい？　どうですか？

学生――それはやっぱり違うと思う。

違うとしたら、どういう社会を目指したいの？

学生――少しでも、最後に死にたくない、生きたいと思うような……。

ですよね。死にたいと思う人たちがいる。なぜ死にたいと思うのだろうか？　それは、自分できたことができなくなってしまった時に、周りの人に迷惑をかけているので早く死にたいという気持ちになってしまうからですよね。そのような社会が、我々が目指すものなのでしょうか。

死にたいと言われたら?

そこで、ホスピスケアが登場してくるわけです。私は、一四年の間に、二、〇〇〇人くらいの末期がん患者さんたちの人生に付き合いました。

昔は、がんに冒された人は、痛みに苦しみながら亡くなっていきました。でも今は、痛みをとるWHO方式がん疼痛治療法を使えば、がんの痛みを取ることはほとんどできるようになっています。けれど、それでも我々が回診で患者さんと話すと、早く死にたいです、早く楽にしてくださいと言う人がいるのです。

さて、そうですね、今度は逆の立場を考えてみてください。自分ではなく家族や親しい人が病気になってしまって、皆さんがお見舞いに行ったとする。そのときに、その人が皆さんに向かって、つらい、早く死にたいと言ったとしたら、皆さんはなんて答えますか?

学生——難しい……。

実際、難しいのです。どうですか、もし言われてしまったらどうする?

学生――「もう少し頑張って」。

もう少し頑張れ。やっぱりそう言いたくなりますね。どうですか？

学生――希望を持つように励ます。

希望を持つように励ます。でも、その人の状態は、希望が持てる状態？

学生――持てない。

希望を持てない状態で早く死にたいと思っている人に対して、どうしたら、希望を持てるようにできるだろう？　励ましたり、希望を持たせるようにしたい。けれども、本当に希望を持てるだろうか？

その人の現実を見ると、病気が進行してきた結果としてそういう状態になっているのです。その状態を変えることはできない。そういうときに我々ができることは一体何なんだろう。もしあなたが、もう限界、早く死にたいと言ったとき、お見舞いに来た人に「頑張って」と励まされたらどう思う？

学生――逆につらいかもしれない。

逆につらいかもしれない。そう、この場面では、励まされることはつらいことなんだね。あなたはどう？

学生――そうですね……その苦しみは自分にしかわからないから、周りに何か言われても、あなたたちに何がわかるの、と思うかもしれない。

そうでしょうね。その人の苦しみはその人にしかわからない。わからないのに励まされるのは、自分のことを理解してもらえていないということです。本当に理解してくれる人なら、励まそうとはしないでしょう。つまりこの場面では、励ますことは、その人を突き放すことなのですね。理解されなければ、この人はもっと死にたくなってしまうかもしれない。そういうとき、あなたなら、なんて言ってほしいですか？

学生――何も言われないほうがいい。

そう、変に励まされるんだったら、黙って自分のそばにいてほしい。あなたはどう？

学生――何も言われたくない。でも、何も言われないのも寂しい。

確かに、少なくとも、励まされるのではなくて、ただそばにいてほしいという思いはありますね。我々は、患者さんがたどってきた病気の経緯をよく知っています。治りたいと思って何度も治療を受けて頑張ってきた。でも、結果的に治らなかった。治療する病院からは、もう治療法がないので退院してくださいと言われた。体力が落ちて、がんの痛みが強くなって家にいることも難しくなり、ホスピスにたどりついた。そういう人たちが、もう終わりにしたい、と口にする気持ちはよくわかるのです。

だから我々も、励ますことはしません。励まさずに何をするかというと、早く死にたいと言われたら、私は、「本当にそうですよね」と答えます。相手は死にたいくらいつらい、と言っているわけです。なのに、そんなこと言わずに頑張れと言ってしまったら、それは相手を突き放すことになる。そうではなくて、死にたいと思うくらいのつらさを我々は受けとって、理解する。「本当に、死にたいくらいつらいでしょうね」と。そうすると、どう感じるでしょうか？

学生――認めてもらえたような気がして、逆にほっとするかもしれません。

そう、少なくとも、自分のつらさを理解しようとしてくれている、その第一歩になりますね。我々はあなたと同じ体験はできないが、わかるような気がする、と。それで、あなたのために一体、いま何ができるのでしょうかという思いを伝えるのです。すると患者さんたちは、自分の思いをいろいろと我々に伝え始めます。

2 人間とは何か

患者さんたちがつらい、もう死にたいと感じていることを認め、受けとめていくことによって、患者さんたちの何かが変わってきます。私はこれからあなたが亡くなるまで、どんなことがあっても一緒に生きていきますよと伝えることによって、何かが変わる。

身体は変わるわけではありません。がんが進行して亡くなるという事実は変えられない。それでも何かが変わるのはなぜでしょうか。身体はこんな状態でも、自分のことをきちんと一人の人間として認めてくれて、つらさや苦悩を理解しようとしてくれる人がいる、そういう確信を持ったからなのです。

身体だけではない〈いのち〉

そうすると、人間は身体だけで生きているわけではないということですね。身体によって生きているけれど、しかし身体だけではない部分もある。それなら一体、どこで人間として生きているのでしょうか。それが今日のテーマになるわけです。

人間って、一体どんな存在なんでしょうね？　人間とは何か、我々の存在とはどういう存在なのだろうか？

まず、人間は身体を持っています――つまり肉体を持つ存在、身体的な存在だと言えますね。次に、皆さんはひとりで生きているわけではないですね。社会のなかで生きている。すると、人間とは社会的な存在とも言える。我々はいろいろな出来事に出会って、喜んだり悲しんだり、対人関係のなかで悩んだりします。少なくとも我々は心によっていろいろなことを感じながら存在しています。すると人間とは、精神的な、あるいは心理的な存在だとも言える。

どうですか、間違っていますか？　人間は、身体的な存在であり、社会的な存在であり、精神・心理的な存在。それについては、皆さんも合意できますね？

さて、しかし、これだけでしょうか。人間って、これだけの要素で人間ですか？　この三つだけで、人間は説明できるでしょうか。難しいですね。

ここに、ＷＨＯ（世界保健機関 World Health Organization）による緩和ケアの定義というのがあります。ＷＨＯでは二〇〇二年に、緩和ケア（これはホスピスケアという言葉と同義語ですが）をこのように定義しているのです（次頁の図１―１参照）。

心理社会的問題というのは、社会的な存在かつ精神・心理的な存在としての人間を指しています。ここでは先ほどの、人間を構成する三つの要素がすべて挙がっているわけです。けれどそれだけではなくて、「スピリチュアルな問題」というのも挙げられています。つまり、人間の存在には三つの要素だけではなくて、もう一つ、スピリチュアルな要素があると言っているわけです。

スピリチュアルな存在？

スピリチュアル（spiritual）というのは、「霊的な・魂の」と訳されています。これが正しい訳かどうかは別にして、少なくとも人間の存在には、三つ以外にプラス・アルファの要素があって、それで我々は人間らしく生きていられるのだということです（図１―２）。

ここでシシリー・ソンダースさんという方の「全人的苦痛の理解」という考え方を見てみましょう

WHO(世界保健機関)による緩和ケアの定義(2002年)

緩和ケアとは、生命を脅かす疾患による問題に直面している患者とその家族に対して、疾患の早期より痛み、身体的問題、心理社会的問題、スピリチュアルな問題に関してきちんとした評価を行い、それが障害とならないように予防したり対処することで、クオリティ・オブ・ライフを改善するためのアプローチである。

図1-1　緩和ケアとは

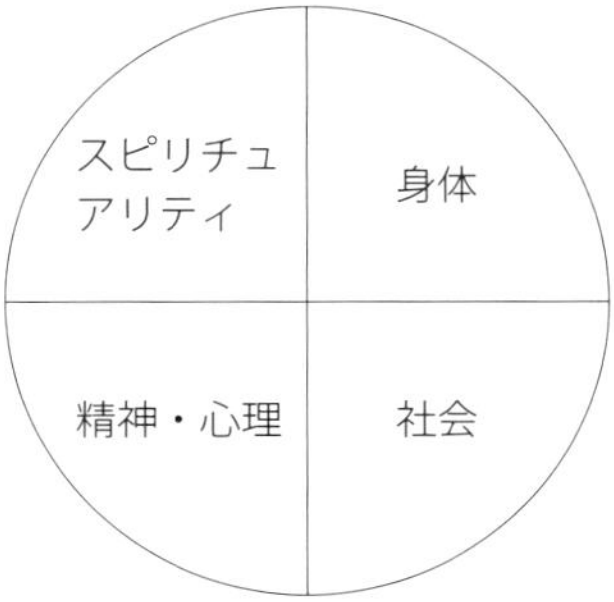

図1-2　人間の存在を構成する4つの要素

（図1―3）。ソンダースさんとはイギリスで一九六七年にホスピスを立ち上げた方です。「現代ホスピスの母」とも呼ばれています。

身体的な苦痛とは、がんが広がって、痛みや呼吸困難などの身体的症状が出てくることや、先ほど言ったように、体力の低下によって日常生活の動作ができなくなってくることです。社会的な苦痛とは、先ほど人間は社会的存在だと言いましたが、家庭や、仕事や、人間関係のなかで、さまざまな問題が起こってくることです。病気によって、やりがいのあった仕事を続けられなくなったり、経済的に難しいといったことがいろいろ出てくる。皆さんだったら、就職がうまくいかないとか、就職した会社が倒産したりといったことがこれから起こってくるかもしれない。社会的な存在であるとは、社会との関係のなかでいろいろな困難や苦痛を経験しながら生きるということです。

もう一つは、精神・心理的な痛みです。先ほど出た「つらい」とか「寂しい」、「申し訳ない」という気持ち、不安や孤独感のことです。そして、図の一番下の「スピリチュアル・ペイン」、これがWHOの言うスピリチュアルな問題のことです。

WHOの定義によると、「スピリチュアルな因子とは、身体的、心理的、社会的因子を含んだ、人間が『生きる』ことの全体を構成する一因子と見ることができる。つまり、四つのうちの三つの因子をすべて含む一因子と言うことができる。そして、「生きている意味や目的についての関心や懸念（心配）と関わっていることが多い」。

先ほど、亡くなる数週間前になって、患者さんたちが早く死にたいと言うようになると言いました。どうやら、生きる意味とか目的を考えることは、単なる精神・心理的な問題だけではなくて、も

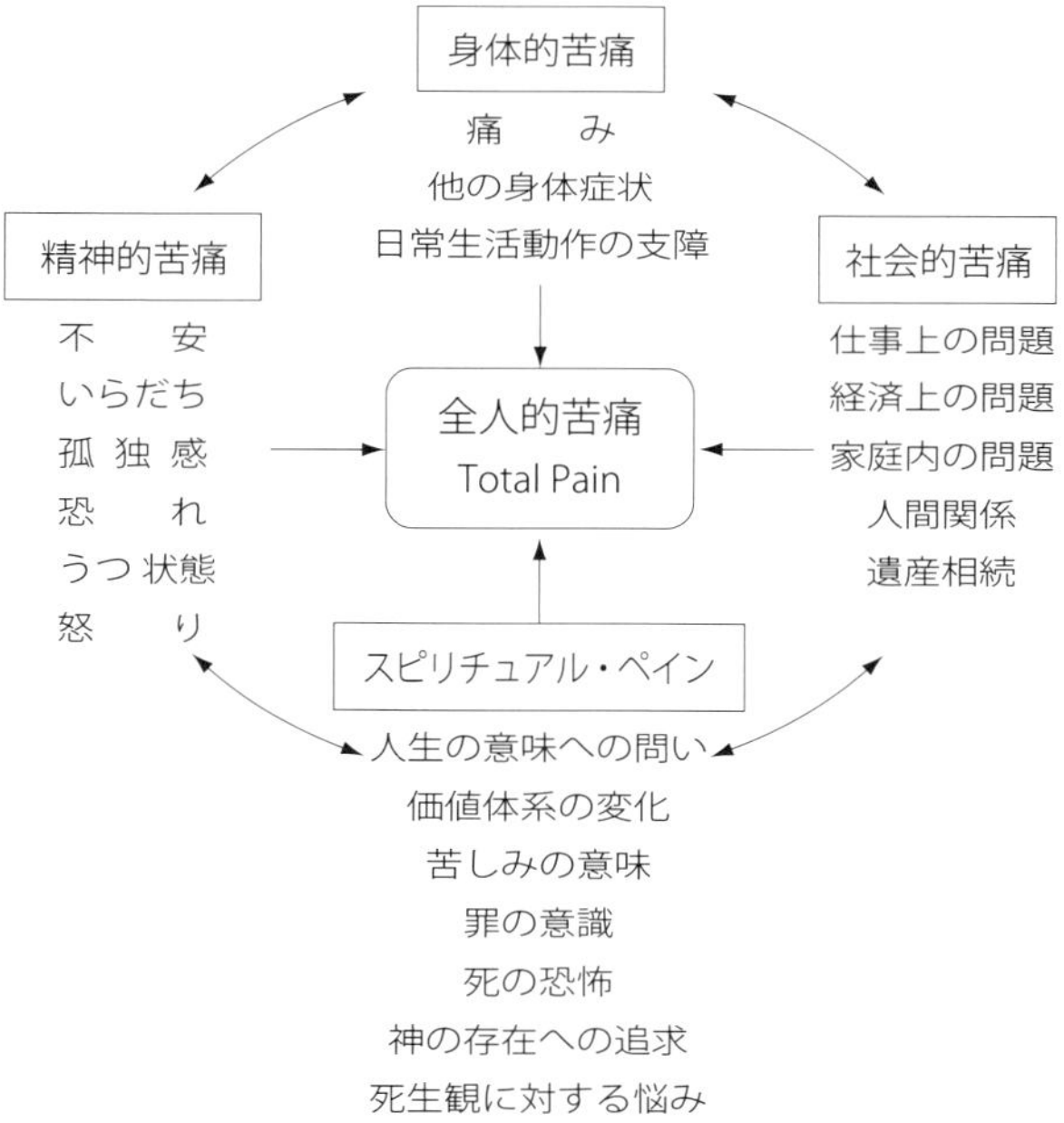

図1-3　全人的苦痛の理解（シシリー・ソンダース）

う一つの要素がそのように考えさせているらしいのです。

WHOはさらにスピリチュアルな因子について、こう言っています。「特に人生の終末に近づいた人にとっては、自分を許すこと、他の人々と和解すること、価値の確認などと関連していることが多い」。我々は自分の人生の終わりが近づくとき、やはりいろいろなことを振り返るようになるのですね。いつも良い人生だったとは限らない。誰かをいじめたり、貶《おとし》めたりしたこともある。そういう人たちと和解をしたい、許したい、許してほしいと願う人が多いのです。そう考えさせるのがスピリチュアリティというものらしいのです。

村田久行先生というスピリチュアル・ケアの専門家は、スピリチュアリティについてこんなふうに言っています。

> 通常、人間の身体的次元、心理的次元、社会的次元が日常世界の「私」を表している。我々の日常生活では、自己の存在の意味を問い、人間を超えたものに問いかける人間のスピリチュアルな次元は覆い隠されている。しかし、死、病、老い、不慮の事故などと共に、日常世界が破れ、そこに非日常の世界が姿を現したとき、日常では覆い隠されていた人間のスピリチュアルな次元が、苦しみのなかで、「なぜ私が」という声をあげるのである。
>
> (『ターミナルケア』第二巻第五号、二〇〇二年、四二一頁)

我々はふだんの日常生活では、例えば友だちとお昼ご飯を食べながら、自分はなぜ生きるのかなどといったことは考えないものです。ふだんは覆い隠されているというのはそういうことです。けれど、死とか病気や事故といったことに突然直面して、非日常的な世界がいきなり現れたとき、なぜ私がこんな苦しみを味わわなければいけないのか、この困難のなかで生きていく意味は何なのか、という問いかけを必ずするようになる。これがスピリチュアルな次元であると言っているわけです。

スピリチュアリティとは、どうやら、人間が生きるうえでの本質的な、核心の部分であるようです。人間は、人間として存在しようとするとき、ただ生きるだけではなくて、生きる意味を探しながら生きている。多分、皆さんも、やがて社会に出て行くことを考えて、この大学を選び、この学部を選んで勉強しようと思った、それはやはり、生きかたを考え、生きる意味を考えての選択であったということですね。まあ、たまたま来てしまったという人もいるかもしれませんが（笑）。

スピリチュアリティは人間の根源的な機能

藤井美和さんという死生学の専門家が、こんなことを言っています。

人間は病気の有無に関わらず、存在意識や生きる意味を探求しながら生きている。スピリチュアリティは人間存在の意味に対する根源的領域にあり、いのちの意味、生きる意味、苦しみの意味、罪悪感、死後の世界への問いである。

図1—4は、身体、社会、精神・心理の三つの因子と、スピリチュアルな因子との関係性を示したものです。人間存在の中心、根源的な領域に、スピリチュアリティは位置しています。

もう一つ、窪寺俊之先生という宗教家でホスピスでも働いておられる方が、こう言っています。

スピリチュアリティとは、人生の危機に直面して、生きる拠り所が揺れ動き、あるいは見失われてしまったとき、その危機状況で、生きる力や希望を見つけ出そうとして、自分の外の大きなものに新たな拠り所を求める機能のことであり、また、危機のなかで失われた、生きる意味や目的を、自己の内面に新たに見つけ出そうとする機能のことである。

（『スピリチュアルケア入門』三輪書店、二〇〇〇年）

自分の外の大きなものとは、神といった大いなるもの、人

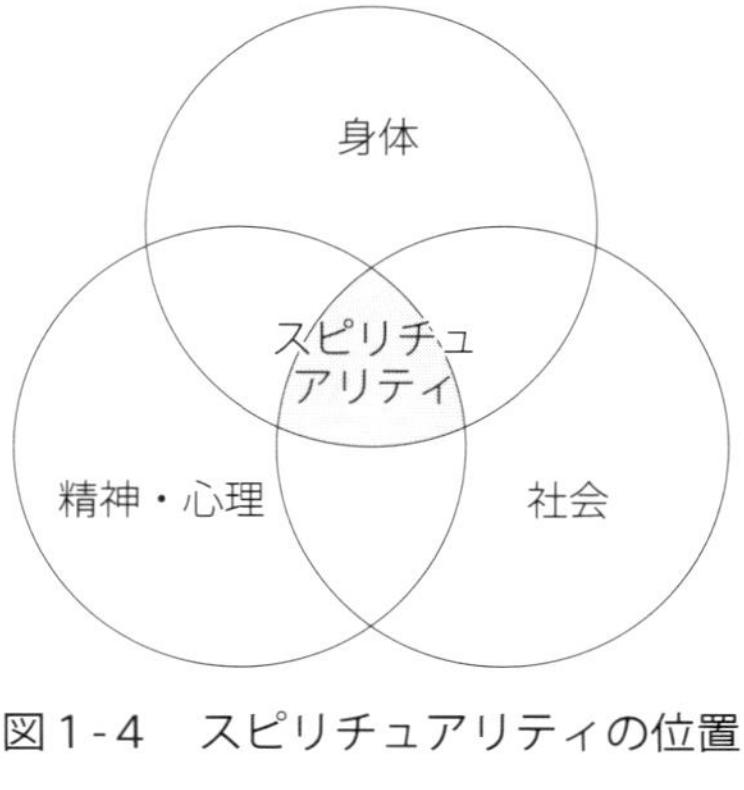

図1-4　スピリチュアリティの位置

間を超えた存在のことです。よく、苦しいときの神頼みと言いますね。ふだん神を信じていなくても、何か困難に出くわすと、神様に頼ったりする。どうしようもなくなったときに、思わず「神様」と言ってしまったり……。我々は、自分の力を超えたものがあるのではないかと感じているわけです。あるいは逆に、神様ではなくて、自分自身の内面を振り返って、生きる意味や目的を自分のなかに見つけ出そうとする機能も持っている。

人間を構成する四つの要素の真ん中にあって、スピリチュアリティはふだんは眠っている状態だが、危機になったときには動き出すのです。

ここで私が言いたいのは、早く死にたいと言うくらい追いつめられた人たちとは、実はただ絶望しているだけではなくて、なんとか今の状態のなかに意味を見出そうとしているのだということです。絶望的な状態のなかでも、生きる意味は何だろうと問いかけている。問いかけたけれど見つからないから、早く死にたいと思う。でも、もしも、問いかけて意味が見つけられれば、その人は早く死にたいと思わなくて済むわけです。絶望的な状況にある人たちが、何かのきっかけで、自分の内面に生きる意味を見出せるようになる。我々はそのきっかけをつくるサポートをしていくことができるのではないでしょうか。

危機と自己成長

行動心理学の宗像恒次先生は、人間が病気をしたり、挫折をしたり、事故にあったりして危機に陥ったとき、「自己の課題が見えてくる」と言っています（日本死の臨床研究会編『死の臨床とコミュニケーション』人間と歴史社、二〇〇七年）。その課題を乗り越えていくことができるかどうかが問題です。乗り越えられないと、結局、生きる意味が見えなくなってしまう。そこで、「自己成長を促される段階に入る」。危機というのは、ただつらいだけの状況ではなくて、自分が成長できる、新しい価値観にたどりつけるチャンスだと言うのです。ただ、一人ではそれはなかなか難しいから、患者さんたちは早く死にたいと思ってしまうのでしょう。でも、もしそこで我々がなんらかのサポートができれば、自己成長ができるかもしれない。

宗像先生はこうも言っています。「自己成長を体験すると、素晴らしく人間性が高まるが、そこに至るまでには大きな苦しみを伴う」。そこに至るまでには大きな苦しみを伴う、しかし、自己成長を体験できれば、人間は変われる。こんな状態ではもう生きる意味がないと思っていた人が、それでも生きる意味があるんだと確信できたら、その人は変わります。寝たきりになった人を見て、あれでは生きる意味がない、ああはなりたくないと思ってしまうような社会であったとしても、それでも十分に生きる意味があり、価値があるんだという見方に転換できれば、社会そのものも変わっていけるわけです。

がんの末期で、人生がもう終わりに近くなると、身体そのものが壊れていって、社会的な立場を失い、ある場合には経済的にも困窮するような状態になったりします。不安や恐怖など精神・心理的な問題も抱えています。そんなふうに、問題が大きく深いほど、スピリチュアリティというものへの探求もまた深くなり、人が変わる大きな力がそこで生じるのです（図1—5・6）。

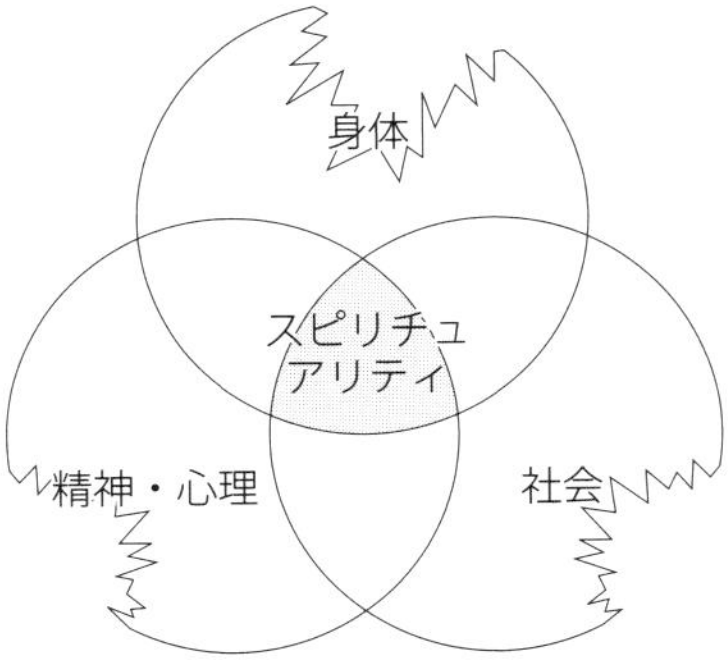

図1-5　スピリチュアリティが機能しないとき

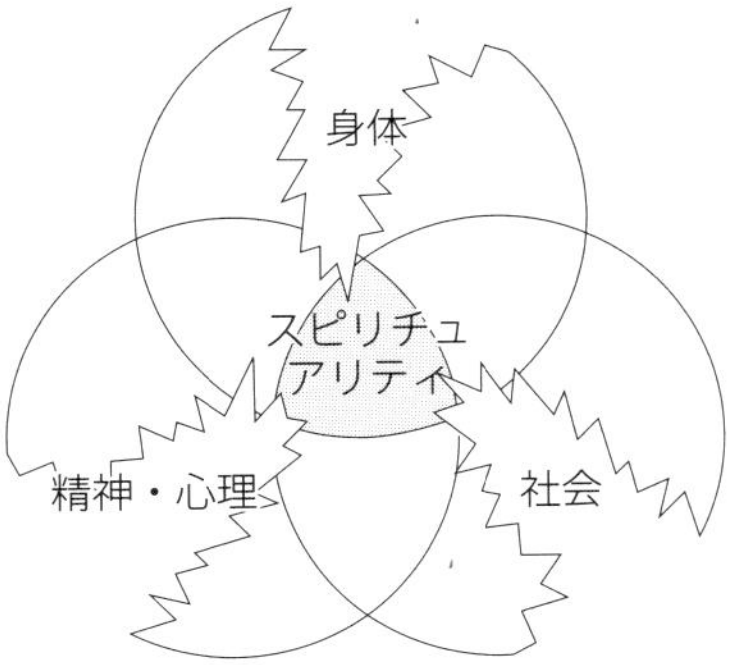

図1-6　スピリチュアリティが機能するとき

スピリチュアル・ケアとは

では、末期の患者さんに対するケアのありかたとは、どのようなものなのでしょうか。それを考えるのに大切なヒントとして、先の村田久行先生が、例えば次の（1）～（3）のようなことを挙げています（『ターミナルケア』第一三巻第三号、二〇〇三年、二〇九頁）。

（1）病気、死の自覚による、生の無意味、無価値、虚無、孤独、疎外などの体験

これはスピリチュアルな部分の痛み、苦悩です。スピリチュアル・ペインと呼んでいます。しかしその痛みや苦悩が激しく深いものであるほど、スピリチュアリティの機能が強く働き始めます。

（2）内的自己の探求と価値の再構築

つまり、自分の内面のなかに意味を見つけ出そうとする、価値がないと思われたものを再構築しようとする、そういう機能が働きだします。スピリチュアリティの覚醒、目覚めと言えると思います。その目覚めた結果として、しかしまだ生きる意味が見つけられずに「死にたい」と言っている人に対しては、励ますのではなくて、「そうだよね、死にたいよね」、だけど、私は、あなたと一緒にこれから生きていくよ、あなたの死にたいと思う気持ちを受けとめて一緒に生きていこうと思っているよ、と伝えることができる。

（3）死をも超えた将来、他者、自律の回復

例えば芸術は、歴史のなかでは死を超えた存在ですね。そのように、死をも超えた未来に目を向けること。そして他者への信頼を取り戻すこと。この人がそばにいるなら、この人と一緒ならば、生きていけるという関係性があれば、この人は新しい価値のなかで生きることができます。

そして、自律の回復。普通は「自立」することが大切だと思われていますね。でも、人間にとって最も大事なのは、実は、「自分で律する」ことだという考えがここに現れています。身体は動けなくて寝たきりの状態でも、人間は自分で判断・選択し、自己決定することができる。すると、動けなくなってしまった人たちが人間らしく生きるためには、その人たちが自分で選択して判断し、決定できることが必要なのです。そういうものを回復できるような関係性をつくることができれば、そして、その人が生きる意味を見出すことのサポートができれば、患者さんは新しい存在意義を獲得することができるのです。

3　ホスピスは一つの運動

講義の時間が終わりに近づいてきました。最後に、一つのエピソードをお話ししたいと思います。五〇歳の男性の患者さんがいました。今から一四年前に私がホスピスで出会った肺がんの患者さんです。その方は独身、ひとり暮らしの患者さんで、肺にがんができて、がんセンターで手術を受け、

抗がん剤の治療も受けました。放射線治療も受けました。現代医学の持つ、がんに対する三つの治療をすべて受けたけれど、治らなかったのです。

やがて肺から背骨にがんが転移しました。下半身麻痺の状態で、病院のベッドで寝たきりの状態だったけれど、もう治療方法がないので退院してくださいと言われた。最近の病院は厳しいものです。病院は治療するところですから、治療法がなければ退院してくださいとなるのです。しかし、独身のひとり暮らし、アパートに住んでいた男性で、下半身麻痺のこの人が、退院してくださいと言われてどこに行けるんですか。家族はいないのです。どうやって生活できるんですか。困り果てて、その方がたどりついたのが我々のホスピスでした。来たくて来たというよりも、実際、本当にここしかなかったから来たのです。

がんセンターでは、患者さんに病名や病状をきちんと話していました。もう身動きがとれない状態で治療法がない患者に対して、治らないというだけではなくて、来年の桜の花は多分見られません、つまり時間の問題ですということを話したのですね。ですから、その方はホスピスに来るまでは、絶望的な思いで生きてきたわけです。もうどうでもいい、と。

寝たきり状態からのケア

私はその方とお会いしたとき、今、何が一番つらいですかと聞きました。その方は、背骨が痛い、これだけはなんとかしてほしい、と言いました。我々はがんの痛みをとる専門家ですから、ではまずそれをなんとかしましょうというわけで痛みはとりました。

次に、この状態であなたはどんなことをしたいですか、と聞きました。あなたがしたいと思うことで、かなうことだったら私たちはお手伝いします、と。そういうふうに聞いたら、その方は何と言ったかというと、できれば座ってみたいと言いました。背骨にがんが転移してしまったので、起き上がると背骨に負担がかかる。そんなことをしたら痛みが増すと病院側が心配して、ベッドの上で安静にしていなさいと言われてきた。ずっと天井を見て寝たきり状態で生活していたので、できれば座ってみたい、と思った。そして、ベッド上の排泄ではなくて、ポータブル・トイレでもいいから座って排泄したいとおっしゃったのです。

それは可能かどうか、僕らはやってみた。起こすことによるリスクは、痛みです。痛みをコントロールしながら、そっと起こしてみたら座れたのです。患者さんはすごく喜びました。だって、世界が変わるわけですから。天井しか見えなかったのが、目の前の水平の世界が見える。喜びました。我々もそれを見て、これだったらポータブル・トイレに移れると思って、やってみた。その人の願いはそれでかなったのです。座ること、ポータブル・トイレで排泄すること……。それができるということは、どうでしょう、次は何ができると思う?

学生――座って食べることができます。

そう、座って食事をしたいとその方は思っていたわけです。寝たまま食事をしていた状態でしたから。すると、その人の次の可能性として、何ができる?

学生――車椅子で移動ができる。

そのとおりです。我々が次にやったのは、車椅子に乗ってもらうことでした。最初は我々が押していたのですが、上半身は元気だったので、自分で車椅子の車輪を回して移動するようになりました。ずっと寝たきりだった人が、自分の思うところに、少なくとも車椅子の動ける範囲で、移動ができるようになった。自分で病院の売店に行って新聞を買ったりとか、そんなことができるようになってきたのです。

「競馬場に行きたい」

その人は、そうして、日常生活を回復することができた。すると人間というのはどうなるか。この人の趣味は、実は競馬でした。元気なころは、競馬の仲間がたくさんいたらしい。けれど寝たきりになってしまってからは、誰にも会いたくないと思って、ただ天井を見つめていた。来年の桜は見られないんだなと思いながら天井を見つめていたわけです。

その人が車椅子で移動できるようになって、何をしたか。売店へ行って競馬新聞を買い始めたのです。そうしたら競馬仲間だった友だちに会いたくなった。友だちとの関係を一度は絶っていた彼が、友だちと連絡をとるようになった。やがて日曜日に病院の屋上や庭の木の下で、友だちに囲まれながら競馬の予想をしているという姿も見られるようになってきたのです。車椅子の生活であったとしても、寝たきり状態から解放されたその人は、ともかく自分の日常生活を回復し、友人との仲も回復したということです。

ある日、その人が看護師に、もう一度、本当の競馬場へ行ってみたいとぽろりともらしました。新聞やラジオで友だちと競馬のレースを読んだり聞いたりしているだけではだんだん物足りなくなってきたのですね。我々のホスピスでは、先ほども言ったように、可能なことは実現しようと皆が思っていますので、すぐにスタッフの一人が動いた。たまたま我々の病院の隣の街に競馬場があったので、下見に行って、車椅子でも行けることを確認してきました。

ある日曜日、競馬友だちと看護師が一人ついて、彼はワゴン車に乗って競馬場に出かけました。次の日、私がその患者さんに会ったとき、どうでしたかと聞いたら浮かない顔をしている。あれほど念願だった目標を達成したのになぜかなと思ったら、競馬場に行けて嬉しかった、友だちもみんな一緒だったし……でも、彼を連れていった友だちはみんな競馬好きだったので、レースが始まると一斉に立ち上がってしまった。彼は立ち上がれなかったので、せっかく競馬場へ行ったのに、みんなの背中しか見えなかった。それが浮かない顔の理由の一つ。もう一つ、最大の原因は、その日、賭けたレースが全部外れてしまった。そういうわけで浮かない顔をしていたけれど、でも嬉しかったことは間違いないです。

友だちにひとこと

しかし、病気は進行していって、ある日その人は痙攣《けいれん》を起こしました。がんが脳にも転移していたのです。痙攣を何回も繰り返している間に、ろれつが回らなくなって、うまくしゃべれなくなってきた。それで自分でも転移に気がついて、私に、これからどうなるのですかと聞いてきました。私は率直に、多分、うまくしゃべれなくなりますと言いました。そうしたらその方が何と言ったかというと……。最初は、それではもう一回馬券を買っておいたほうがいいですかと聞こえました。この人はこういう状況になってもまだそんなに競馬が好きなのかなと思いつつ、よく聞こえなかったので、もう一回、何ですかと聞いてみたのです。彼が言いたかったのは、自分がもう話ができなくなるならば、友だちにひとこと、さようなら、ありがとうと言っておいたほうがいいですね、とおっしゃったのです。私は、ああそうだったのかと胸を打たれつつ、「そうですね」とうなずきました。

それから二週間足らずでその方は亡くなってしまったので、彼が友だちに、さようなら、ありがとうと言えたかどうかはわかりません。でも、これこそがその人の変化だと思うのです。

下半身麻痺の状態で、ひたすら、安静にしていてください、でも残された時間は限られていますよと言われて、絶望的な思いのなかで、人間関係も絶って自分の世界に引きこもっていた人が、日常生活が回復してくることで――それだって、車椅子でしか動けないんだから、たいした回復ではないのですが――だんだん変わっていった。友だちとの交流も復活して、やがて、自分にはもう時間がないんだと知ったときに彼が考えたのは、死にたくないとか、そういうことではなかった。自分を支えてくれた仲間たちに対して、きちんと感謝をし、挨拶をしておこう、と。それが自分にとって大事なことなんだと感じたのです。

周りの人たちとの信頼関係のなかで生きていく意味を見出せた結果として、死に際して自分がなすべきことは、やはり、自分を支えてくれた周りの人に対して、きちんと感謝をすべきだと思った。それが、彼の見つけた価値だったのです。

生きてきてよかったと思える社会に

ホスピスケア、緩和ケアはなぜ必要なのでしょうか。

それはホスピスケアを通して、人間がどのような危機的状況、絶望的な境地に陥ったとしても、自分と周囲の人々との関係性のなかで、誰でもが生きる意味や価値を再び見つけることができるし、人間として自分の生きた証のようなものを周りの人たちに伝えることができるのだ、ということを示すことができるからです。

医療制度の限界だから、治療の望めない人はもうあきらめてくださいということではなくて、最後に、生きてきて良かったと思えるような社会を目指すべきではないか。ホスピス、緩和ケアというのは、そういう運動の意味合いを持っているのです。

これからこの連続講義のあいだに、いろいろな講師の先生方がさまざまな話をされるでしょう。その根底に共通してあるのは、我々はこのような見方で人間を見ているのだということです。そのように人間を見たときに、病院という場で、あるいは大学という場で、具体的にどのような取り組みが行われ得るのか。それを皆さんと一緒に考えるのが、この連続講義の目的です。

皆さんも、これから、いろいろなことに直面するでしょう。病気にならなくたって、誰かに失恋をして死にたいと思うかもしれない。生きている意味がわからなくなって自殺したくなるかもしれない。

これ以上生きる意味が見えないと思ったときに、人は死にたくなります。そのときに必要なものは、励ましではありません。追いつめられてしまったその人の苦悩に共感する人がいて、その人の語ることに耳を傾け、理解しようとする人がいてくれれば、死なないで済むかもしれない。一緒に生きていきますよとそこで約束する、それができれば、人間が本来持っている機能、スピリチュアリティの力がだんだんと働きだします。今までとまったく同じ状況に見えたとしても、新しい価値、新しい関係性のなかに生きる意味を見出すことが可能になるのです。

第2講

死生観を育む

アルフォンス・デーケン

生と死の哲学

Alfons Deeken▶哲学者。上智大学名誉教授、東京・生と死を考える会名誉会長。1932年ドイツ生。65年カトリック司祭叙階。73年フォーダム大学大学院で哲学博士の学位を取得。59年に来日後、30年にわたって上智大学で「死の哲学」などの講義を担当。91年全米死生学財団賞受賞。同年「わが国に初めて死生学の概念を定着させた」功績により第39回菊池寛賞受賞。著書『死とどう向き合うか』（NHK出版、1996）、『よく生き よく笑い よき死と出会う』（新潮社、2003）、『ユーモアは老いと死の妙薬』（講談社、1995）、『第三の人生』（南窓社、1984）など。

こんにちは。今、ご紹介にあずかりましたデーケンです。

生まれたときはドイツ人でした。あとでフランス、イギリス、スイス、アメリカなど一二カ国で生活して、国際人になりました。今は日本に骨を埋めるつもりですから、心のなかは日本人です。私は三〇年間、上智大学で主に「死の哲学」を教えてきました。上智の学生は私について話すとき、いつも「死の哲学のデーケン」ではなくて「死哲のデーケン」と呼んでいました。私はもともと国鉄のほうが好きでしたけれども(笑)。今日は、死生観を育《はぐく》むというテーマについて、皆さんと考えていきたいと思います。

1 死生学はホスピスケアの基礎

これまで長い間、私は、日本にホスピスを広めたいと努力してきましたが、まず、人間の生と死を考えることが、より良い終末期医療《ターミナルケア》、ホスピスの基礎になると思っています。ホスピスは医学と看護学に関するテーマだけではなくて、社会・文化全体に関わるテーマです。死にゆく患者をどれほど温かく見守ることができるか。それはその社会・文化全体を評価する尺度になると考えています。

人間の偉大さ——三つのポイント

今日の講義の出発点として、まず人間の偉大さについて少し考えてみましょう。私が思うには、人間の偉大さとして三つのポイントが挙げられます。まず、人間は考えることができる。第二に、人間は選択できる、つまり自由であるということです。第三に、人間は愛することができる。

この三つのポイントにおいて人間は動物と異なります。動物は考えず、選択もできず、本能的に行動します。おなかがすいている犬の前に肉を置くと、必ず本能的に食べます。人間は、いくらおいしいケーキを前に置かれてもダイエットのために食べないという選択ができるのです。まあ、必ず食べる人もいるらしいですけれど（笑）。

やはり人間は本質的に自由であり、考えたうえに選択できるということです。それは今日の死生観とスピリチュアリティに関する基礎でもあります。

私はニューヨークの大学院で学びました。アメリカで感動したのは、ほとんどの大学で、一般教養科目のなかに、死への準備教育《デス・エデュケーション》に関する講座があることです。その背景にある考えかたは、人間は人間らしく生きることと同じように、人間らしく死ぬことも学ぶべきだということです。

死生観の歴史を研究したとき、中世ヨーロッパにはアート・オブ・ダイイング（art of dying）というテーマの文献がたくさんあることに気づきました。死ぬということは学ぶべき芸術と考えられていたのです。ところが今の日本では、死ぬということを教育において学ぶ機会がほとんどありません。最近は少しずつ関心が強くなってきていると思いますが。

人間らしい死にかたとは

日本語では「死ぬ」という言葉は、犬も人も同じ動詞です。私の母国語のドイツ語では、動物が死ぬことと人間が死ぬことを、二つの違う動詞で使い分けます。動物の死はフェアエンデン(verenden)と言います。人間の死についてはフェアエンデンとは言わず、シュテルベン(sterben)と言います。人間の肉体の衰弱のプロセスは動物と似ています。年をとって弱くなり病気になって終わる、死ぬのです。しかしながら人間は動物と異なり、死のプロセスにおいてもまだ精神的に成長できる可能性があります。人間の死は動物の死とは違う、そのことを二つの例を通して説明したいと思います。

ヨーロッパやアメリカで日本の映画の話題になると、大勢の人が、最も印象的な作品として黒澤明監督の『生きる』を挙げます。この映画の主人公は最初の場面で治らないがんであることを悟ります。彼は、生きる時間が非常に限られているのがわかってから、初めて生きるようになる、つまり人のために生きるようになります。主人公の彼は死ぬ前に何か人のためになることをしたいと思い、遊園地をつくろうと決心します。もうあまり時間がないことはわかっていますが、彼は子どもたちのために奔走します。最後の場面は傑作です。遊園地ができてから、彼はそこのブランコに乗って歌を歌いながら死ぬのです。

おもしろいことに、初めから終わりまで死についてのこの映画のタイトルが『生きる』。つまりこの映画は、人間らしい死にかたを表現しているのです。肉体の衰弱のプロセスは自分ではコントロールできません。でも、死に向かうプロセスにおいても創造的に生きることができる、これが人間の偉大さです。

もう一つ例を挙げましょう。ジョン・ウェインというアメリカの有名な俳優も、ある日がんの告知を受けました。近いうちに死ぬとわかると、彼は多くの友だちや知り合いに電話をして、がん研究のために寄附を頼んだのです。その膨大な寄附によってロサンジェルスにジョン・ウェインがん研究所ができました。ジョン・ウェインは本当に人間らしい死を迎えたと思います。肉体の衰弱のプロセスを変えることはできなかった。けれども、最後の日々をどう過ごすかを、みずから選択したわけです。

人間の死の四つの側面

私は長年、厚生労働省のいろいろな委員会に関わってきました。そこで、大切な講義の前には必ず、一番新しい厚労省の統計を調べます。今日はそれを皆さんに伝えましょう。ノートにぜひ書いてください。一番新しい統計によりますと、現在、日本人の死亡率は一〇〇パーセントだそうです

（笑）。書きましたね。皆、遅かれ早かれ死に直面しなければなりません。もう一つの統計では、日本人の三人に一人はがんで死ぬのです。

やはり死に関しては人間は選択できない。一〇〇パーセント死ぬ。三人に一人はがんで死ぬ。これは運命的なことです。けれども死にゆく過程では、自分で選択できる側面もあります。今でも世界中で、戦争やいろいろな事情で動物のようにただ殺されてしまう人もいます。周りが告知をしないために、自分ががんであることを知らずに消え去る人もいます。私の解釈では、それは人間らしい死にかたではないと思います。

さて、人間の死に関して私は、①心理的な死、②社会的な死、③文化的な死、④肉体的な死、の四つの側面に分けて考えています。日本人の大部分の人は死というとまず④の肉体的な死を考えるでしょう。しかしこの四つは区別して考えたほうがいいと思います。

私は世界各地の老人ホームを研究したことがありますが、日本の老人ホームではすでに生きる意欲を失っている人を多く見かけます。これは心理的な死と言えます。また、人間は本質的に社会的な存在です。先日、北海道で看護師のために講義をしたとき、質疑応答の最初に次のような話が出ました。「患者さんが入院されたとき、ご家族は最初の一週間は何回も来ますが、あとは来なくなることがあります。ご家族に電話して『患者さんはもうあまり長くないようなので、そばにいてくださいませんか』と話しても、『仕事で忙しいから行けない』という返事です」。これは私の解釈では、患者さんにとっては社会的な死です。肉体的に死ぬ前に、社会的な死を体験しているわけです。

人間はまた、本質的に文化的な存在とも言えます。けれども、病院や老人ホームのなかに、一切、文化的なうるおいがなければ、文化的な死だと思います。

日本の医学と看護学の二〇世紀と二一世紀を比較して考えると、二〇世紀の医学・看護学の大成功は、肉体的な生命の延命だったと思います。そのおかげで日本人の平均寿命は世界一になりました。日本の男性はドイツの男性よりも長く生きるようになったのです。ですから私は日本に来ました(笑)。賢いでしょう。

肉体的な生命の延命、それは非常にすばらしいことです。しかし、二一世紀の日本の医学・看護学の新しい挑戦は、肉体的生命の延命と同時に、心理的・社会的・文化的生命の延命、言いかえれば総体的生命の延命だと考えています。肉体的な生命をあと三日間、あと三時間、あと三分、延命できる、そのような量的な考えかたではなく、人間の全体を考えて、質的な生命の延命をはかることが、これからは重要だと思います。

2 死への恐怖を乗り越える

今日のもう一つのテーマはスピリチュアリティとは何かということです。人が死に直面したときのスピリチュアルな痛みは、死への過剰な恐怖と不安から来るものです。まず、恐怖と不安の違いを見ると、「恐怖」とは、何かある特定の対象、例えば痛みとか苦しみなど、原因となる症状があるときに使われる言葉です。それに対して「不安」とは、特定の対象に帰することのできない、漠然とした気分のようなものです。はっきりと何が起こるかわからないときには、なんとなく心配ですね。

死を恐れるというときには、恐怖と不安の両方があります。一方では例えば痛みとか孤独など、はっきりと対象があるわけですね。しかし死ぬということは、一体どういうことなのかわからないという不安がある。ですから両方があるわけです。

下の表を見てください。ここに私は、九つの代表的な恐怖と不安のタイプをあげました。

死への恐怖と不安

（1）苦痛への恐怖――英語ではトータル・ペインつまり「総体としての苦痛」と言われますが、ここには、①身体的苦痛、②精神的苦痛、③社会的苦痛、④スピリチュアル・ペイン、この四つの苦痛が含まれています。まず第一に身体的な苦痛に対処しなくてはなりません。苦痛への過剰な恐怖を回避するためには、相応の治療・

死への恐怖と不安

（1）苦痛への恐怖
（2）孤独への恐怖
（3）不愉快な体験への恐れ
（4）家族や社会の負担になることへの恐れ
（5）未知なるものを前にしての不安
（6）人生に対する不安と結びついた死への不安
（7）人生を不完全なまま終えることへの不安
（8）自己消滅への不安
（9）死後の審判や罰に関する不安

処置が必要です。

（2）孤独への恐怖――多くの人が最も心配することは、一人ぼっちで死ぬのではないかということです。私はこれまでに世界中の二〇〇以上のホスピスを見てきましたが、よく医師にこんな質問をしました。「患者さんがホスピスに入られたときの最初の面接で、どんな話をしますか？」各国の医師たちは皆、同じように答えました。「私はまず患者さんを歓迎してから、二つの約束をします」。第一の約束は、「あなたは最後まで痛みをほとんど感じずに生きることができます」。疼痛コントロールをしっかり行うということです。二番目の約束は、「あなたを一人ぼっちでは死なせません」。誰かが必ずそばにいるという約束です。

やはり世界中どこへいっても患者さんが一番心配し恐れているのは、苦痛への恐怖と孤独への恐怖の二つです。そして医師は、一番恐れているこの二つを、もう心配しなくてもいいですよ、と患者さんに約束しているわけですね。非常に美しいスピリチュアル・ケアの形だと思います。

（3）不愉快な体験への恐れ――これは例えば、もう自分でお手洗いに行けなくなるとか、女性であれば髪の毛を失ってしまうとか、いろいろな不愉快な思いをすることを恐れることです。

（4）家族や社会の負担になることへの恐れ――これは特に日本で見られるものだと思います。日本の美しい倫理観とも言えますが、周囲に迷惑をかけないという教育が子どものときからなされていますね。これまで誰にも迷惑をかけないようにしてきたのに、最後になって家族や社会の負担になっている、迷惑をかけていると心配する人が非常に多い。

（5）未知なるものを前にしての不安――私たち人間は、知らないことに関しては不安を感じるものです。人間にとって最も未知なるものは、死ぬことです。〝体験者〟は非常に少ないと思いますね(笑)。

(6)人生に対する不安と結びついた死への不安――私が思うに、人間は、若いときは人生についての不安が多い。例えば、大学に合格できるか、いい就職ができるか、いい結婚相手を見つけられるか、いつ課長や部長になれるか……。このように若いときは確かに人生に対する不安が多い。それが、中年期を過ぎ、特に定年退職後の「第三の人生」に入ってからは、だんだんと、死に対する不安に変わっていきます。

(7)人生を不完全なまま終えることへの不安――特に、まだ若い人ががんで余命いくばくもない状態になったとき、自分の人生、ライフワークは未完成であるという気持ちが強いものです。若くていろいろな夢があったのに、あれもこれも実現しないままに終わってしまう。あるいは、仕事の関係でやりのこしたことがたくさんあるのに、もう時間がなくてできない、そういう気持ちを持っています。これも死に対する恐れの代表的なものの一つです。

(8)自己消滅への不安――心理学者の多くが、人間の最も強い本能は「自己保存の本能」であると言っているように、死ぬということは自分の存在のすべてが脅かされるような体験ですから、自己消滅への不安も非常に強いわけです。

(9)死後の審判や罰に関する不安――例えばテレビで犯罪ものの番組を見ると、最初に誰かが犯罪を起こし、最後はいつも決まって犯人逮捕のシーンです。悪いことをすれば必ず罰がある。罪と罰というパターンが多いのです。ですから死に直面したときに、死後にも罰があるのではないかと心配する人もいます。

ヨーロッパやアメリカの病院・ホスピスでは、伝統的に、聖堂《チャペル》が併設されています。チャプレン（病棟付きの神父・牧師）の大切な役割の一つは、人間が死後に神様から裁かれることへの過剰な心配から解放することです。神様は罰を与えるのではなく、愛の神、ゆるす神なのだからと心配をやわらげるのも、チャプレンの大切な仕事です。日本の病院やホスピスでチャペルが併設されているところはまだ多くはありません。ですから、罰されるのではないかという恐怖に、一人ぼっちで直面することもあるでしょう。

恐怖や不安を乗り越えるために

さて、死に対する恐怖と不安の九つの代表的な例を挙げましたが、こうした過剰な恐怖と不安を乗り越え、解放されるために、私は次の三つの方法を提案したいのです。

一つは、やはり教育です。死への準備教育《デス・エデュケーション》によって、若いときから一生涯をかけて、人間らしく生き、人間らしく死ぬことを学ぶこと。それによって過剰な恐怖を乗り越えていけるのではないかと考えます。二つめは、ユーモアと笑いの効用です。生真面目な人は、心配や恐れがより強いかもしれません。三つめは、私はアメリカとドイツの病院やホスピスで働いてきましたが、そこで、大勢の患者さんが最後に、死後の永遠の生命に関する希望を抱きながら、自己消滅の心配を乗り越えることができたという体験をしました。死後に対する希望は、生きるエネルギーともなります。

3　スピリチュアリティとは何か

さて、スピリチュアリティを理解するために大切なことをお話ししましょう。それは〈問題〉と〈神秘〉の違いを理解し、区別して考えることです。

〈問題〉と〈神秘〉を区別する

私は若いとき、フランスの実存哲学者ガブリエル・マルセルの講義を聞く機会がありました。この世の中のいろいろな出来事を理解するためには、〈問題〉（フランス語 problème/ 英語 problem）と〈神秘〉（mystère/mystery）の二つのアプローチを区別するべきだとマルセルは説きました。つまり、私たちが受けている教育はほとんど決まって「問題解決」のためのものです。例えば医学部の学生であれば、患者さんがどういう病気で、それならばどの手術や薬で治すことができるかを教えられる。これが「問題解決」です。ところが、世の中のすべてが〈問題〉の次元ではないとマルセルは言っています。

例えば、死に直面している患者さんにはどのような〈問題〉があるでしょうか。がんである。では、どう解決できますか？　解決できずに死ぬのですね。医師が最後まで問題解決の姿勢のまま、「明日また検査をしましょう」などと言うとき、患者さんは非常に疎外感を感じるのです。「この医師は私のことをまったく理解してくれない。検査なんてもう役に立たない。私は死ぬのに」。この世の中には〈問題〉の次元よりも深いものがあるのですね。

では、〈神秘〉とはなんでしょう。代表的なものは、愛とか自由、人間、出会い、苦しみ、悪、存在、誕生、生と死……といったものです。単なる〈問題〉ではなくて、より深い存在の領域があるということです。私たちは〈問題〉と〈神秘〉を区別して考えることが必要ですし、それぞれに違う視点で考え、対応することが必要なのです。

単なる〈問題〉であれば知識やハウ・ツーで解決できます。しかし〈神秘〉は、知識や問題解決の技法では対応できない。〈神秘〉に対する望ましい態度は、素直な驚き、謙遜、畏敬、開かれた心といったものです。〈神秘〉については、問題解決はありえないことを謙遜に認めなければなりません。

死に直面している患者さんに対して「ではちょっとこんなことをしてみましょうか」といった問題解決はありえないのです。「なぜ私はがんになったのか」「どうしてこんなに苦しまなくてはいけないのか」という患者さんの問いかけに対して、簡単な答えはありません。そこで、スピリチュアリティというテーマが大切になってくるのです。

スピリチュアリティとは何か。それを理解するためには、初めから、これは問題解決の次元ではなく、もっと深い存在の〈神秘〉の次元にあるということを意識しなくてはならないのです。

スピリチュアリティとは何か

ＷＨＯ（世界保健機関）は一九九八年に、人間の健康にはスピリチュアルな健康も大切だと強調しました。また、末期患者にはスピリチュアルな痛みもあると指摘しました。それ以来、世界中のホスピス・ケアにおいて、スピリチュアルな健康あるいは痛みとは何かを研究し、死にゆく患者のスピリチュアル・ニーズに応じることが、重大なテーマとなっています。

患者のスピリチュアル・ニーズをよく理解するためには、ホスピスと病院のスタッフ自身が自分のスピリチュアリティを開発しなければなりません。それは、人間の生きる意味や目的を探求する能力、つまりただ生きるのではなく、何のために生きるのか、生きがいとは何か、あるいは死にがいとは何かを考える、そういう能力を開発するということです。簡単な解決は見つからなくても、そういった〈神秘〉の次元について考える能力、探求する能力は、人間が基本的にもっている能力の一つと言えるでしょう。

日本ではスピリチュアリティのことを宗教と同じ意味と考える人もいます。しかし宗教とは関係なく、人間であるかぎり誰でも皆が、スピリチュアルな側面を持っているのです。人間はどんなに恵まれた生活をしていても、生きる意味や、人生にはなぜ苦しみがあるのかといったことを考えざるをえない、実存的な探求心をもっています。むしろそれこそが人間の中心的なテーマなのです。

自分のスピリチュアリティを開発する人は、クオリティ・オブ・ライフ（ＱＯＬ　Quality of life　生命や生活の質）をより高めることができると思います。スピリチュアリティは日本語で「霊性」と翻訳されることもありますが、私が霊性という言葉の使用を避ける理由は、日本語で霊というと少し違う意味もあるからです。幽霊とかお化けとか、霊安室などという言葉もありますね。そういうわけで私は霊性という言葉を使っていません。

スピリチュアリティは人生の各段階で大きな力、エネルギーを発揮します。例えば中年期の危機においてスピリチュアリティの果たす役割は重要です。定年退職後に意義ある「第三の人生」を過ごすためにもとても大切なテーマですが、特に死に直面している患者さんにとっては、スピリチュアリティは非常に大きな精神的なエネルギーになりうるのです。

生きる拠りどころが揺れ動くような危機的な状況、例えばがんの末期にある患者さんは、危機を乗り越えるための新しいエネルギーまたは希望を求めています。あるいは、危機のなかで失われてしまった生きる意味や目的を、改めて自己の内面に探求しているとも言えるでしょう。

私は日本語の「危機」という言葉がとても好きです。「危機」の最初の「危」は危ないということですが、二番目の「機」は「チャンス」です。このニュアンスは英語のクライシス（crisis）やドイツ語のクライス（Kreis）では表現できません。私たちの人生は危機の連続だと言われます。病気や、親しい人との死別といった喪失体験などに見舞われたときは、人間として成長できる貴重なチャンスにもなりうるわけです。

スピリチュアリティの基本的な特性

ここで、少し詳しく、スピリチュアリティの基本的な特性のいくつかを挙げておきたいと思います。

（1）人生の意味の探求――私は何のために生きているのか、私の人生の意味は何か。それは、スピリチュアリティの中心的なテーマです。

（2）自己決定――みずからの人生の道を選択し、決断すること。

（3）自己実現、価値観の見直しと再評価――価値観を自分で形成し、またその価値観をその時々で見直し再評価することによって、人は成長していきます。

例えば、若いときはモノを手に入れることが非常に重大に思えるものでしょう。いい大学に入っていい成績で卒業する。いいところに就職をし、マイカー、マイホームを手に入れる。そのようにいろいろな意味でモノを手に入れる、言い換えれば「持つ」ことも必要です。私の恩師ガブリエル・マルセルも、これについて『所有する存在』という本を書いています。しかし、年をとってから、特に中年期からは、逆に、手放す態度が大切になります。これはなかなか難しいことですが。

私は大学院生のときニューヨークの病院でボランティアとして働いていましたが、極端なケースを体験しました。ある日、私は医師に頼まれました。「この患者さんはあと何時間かで亡くなると思いますが、身内の人がいないので、最後までそばにいてください」。それで私が病室に入っていくと、その患者さんが言いました。「ちょっとお願いがあるのですが、銀行へ行って私のドルがどれくらい残っているか、調べてきてくれませんか」。私は心のなかで思いました。「天国でドルは通用しない」。死に直面しても自分の財産に執着するのは、人間らしい死にかたと言えるでしょうか。最後の段階ではすべてを手放さなくてはなりません。人間は、手放すことも学ばなければならないのですね。価値観の見直しというのは、こういうことです。

（4）人生への挑戦――人間は、危機と向き合い、危機を通して成長することができる。困難で苦しい危機的な体験は、逆に、新しい挑戦へのステップです。

（5）苦しみの意味――不条理のなかにあっても不条理を受け入れ、意味を見つけだして生きぬくこと。非常に難しいテーマです。そう簡単には、苦しみの意味に対する答えというのは見つかりません。

ナチによるユダヤ人の強制収容所アウシュヴィッツという、極端な苦しい状況を生きぬいたヴィクトール・フランクルという精神医学者がいました。彼は極度の苦しみのなかでロゴセラピー(Logotherapy)という概念を考えました。ロゴ(Logo)は「意義」、セラピーは「療法」で、「生きがい療法」という意味です。彼がアウシュヴィッツで気がついたのは、生きがいがあれば人間は頑張れる、しかし生きがいを失うと非常に早くだめになってしまうということです。多くの人が、生きがいを喪失した結果、病気になった。ですから、治る道、癒される道は、生きがいの探求にあるのだと言っています。

苦しみの意味を探求することは簡単なことではありませんが、多くの人が、極端な苦しみのなかで非常に深い存在の意味を見出しています。もう一人の実例は、耳がだんだん聞こえなくなったベートーヴェンです。作曲家にとって聞こえなくなることは最もつらい体験でしょう。そういう困難な状況のなかで、彼はあの『第九』を作曲しました。極端な苦しみのなかにあったのに、どうしてあれほど力強い、喜びの歌を作曲することができたのでしょう。やはり苦しみを通した喜びというパラドックス（逆説）もあるのですね。

（6）出会い、ゆるしと和解——人間は他人と協調しながら共に歩み、積極的に心から出会い、愛することができる。また、お互いにゆるしあい、和解することもできます。

人間関係にはどうしてもいろいろなトラブルが起こりうるのですが、ゆるすこと、和解は、スピリチュアルな課題の一つだと思います。私が病院やホスピスで目の当たりにし、いつも感激したのは、やはり、最後のゆるしと和解のすばらしさです。日本の文化は基本的に「和の文化」でしょう。最後の段階で、内的な不調和のままでは素直に死を迎えることができないはずです。

人をゆるせるのは自分が弱いからではなく、真の強さのあかしだと私は思います。他者をゆるせない人は、終わりのない憎しみと恨みの悪循環に支配されます。もちろん、過去の出来事を変えることはできませんが、自分の心を変え、より豊かな者へと変わることはできると思います。「出会い」という日本語はとても美しい言葉です。狭い自己の殻から出て、心を開いて他者に会うという意味があるからです。出会いは人間を変えることができます。

（7）ユーモア感覚——ユーモア感覚を養い、笑顔によって他人とのコミュニケーションをはかることができます。ユーモアと笑いによって、愛と思いやりを示す。ユーモアはジョークとは違います。

（8）自分なりの生を全《まっと》うする――生と死について思索を深め、死にいたるまで人間らしく生き、自分自身の死を全うする。これはスピリチュアリティの大切な第八の課題であります。私たちは皆、自分なりの生を全うしなければならないのと同じように、自分なりの死をも全うしなければなりません。

（9）死後の永遠の生命への希望――死後の未来への希望を抱く。

すべての人は、来世に何らかの希望を持っているのではないかと思います。

私に大きな影響を与えたことの一つは、八歳のときに、四歳だった妹の死を体験したことです。私たちは八人兄弟でしたが、四歳の妹が白血病になって治る可能性がないとわかったとき、私の両親は最後の日々を家族みんなに囲まれて過ごさせたいと決めました。私たちは交代で誰かがいつも妹に寄り添って時間を過ごしました。最も印象的だったのは彼女が死んだ日でした。妹は家族一人ひとりに挨拶をし、さよならを告げて、天国でまた会おうねと言いながら死んでいきました。

私たちはカトリックの信仰をもっていましたから、死後に対する希望を抱くということがありえなのかもしれません。でも私はまだ八歳でしたから、四歳の大好きな妹を失うのはやはり非常につらい体験でした。けれども、このように四歳の子どもが死を受け入れて、再会の希望を抱きながら死ぬことができたことは、私にとって強く心に残る体験となったのです。

（10）人為を超える大いなるものへの畏敬と驚異の念を持ち続ける――肉体の眼に映らない、心の眼でしか見えない存在、神秘へ近づこうとする態度はとても重要です。謙虚に、謙遜な態度で臨むとき、人間は癒されるのではないでしょうか。

クロノスとカイロス

もう一つ、ここで紹介しておきたい考えかたは、時間の概念への気づき、時間の貴《とうと》さの発見です。ギリシャ語には、まったく異なる意味をもつ時間についての言葉、クロノスとカイロスがあります。日本語では両方とも「時間」と訳されます。クロノスは物理的な時間の流れを意味する言葉です。年、月、時、分、秒で計ることのできる時、すなわち量的な、時計の時間です。他方カイロスは、一度だけ来る、そして二度と訪れない決定的な瞬間を意味します。かけがえのない独自の時で、質的な時間、唯一無二の時ということです。

若いときは、どちらかといえば時計の時間、クロノス的な時間のなかで生きています。でも年をとると、クロノス的な時間はもうあまり残されていません。そのときに大切になってくるのは、時間の貴さ、つまりカイロス的な時間の発見だと私は思います。もうあまり長くは生きられないけれど、今は、毎日が大切な日、一瞬一瞬が大切な時間です。限られている時間の貴さに気づくことが重要なのです。

4 ケアに携わる人に望ましい態度

サン＝テグジュペリの有名な著作『星の王子さま』のなかに、とても美しい文章があります。「世の中には心でしか見えないものがあるし、本当に大事なことは目に映らない」。今日、スピリチュアリティとかスピリチュアル・ケアについて、いろいろな議論がありますが、サン＝テグジュペリこの文章は大切な基準になりえます。世の中には、肉体的な眼では見ることができないが、心の眼で見ることができるものが確かにあって、それこそが本当に大事なことなのだ、と。このことを心に留めながら、今日の講義の最後に、スピリチュアル・ケアに携わる人に望ましい、基本的な態度について、お話をしたいと思います。

（1）傾聴する姿勢――心を開いて相手の話に耳を傾ける。私はこれまでにたくさんの、死に直面した患者さんに出会ってきました。患者さんはいろいろな話をして、また問いかけもされますが、何か答えがほしいとか貴重なアドバイスがほしいという期待をもっているわけではないのです。望んでいるのは、誰か、自分の話に耳を傾けて聴いてくれる人です。ですからそばにいる人には、自分が話すよりも、患者さんの話を傾聴するという態度が求められます。私たちの耳は二つ、口は一つです。もしも聞くよりも話すことが大切であれば、耳が一つで口は二つになっていたかもしれません。これは象徴的なことで、やはり話すよりも聞くことが大切だというしるしではないでしょうか。

（2）個性の尊重――相手の気持ちに寄り添う。各々の患者さんの個性と、独自の価値観を尊重しなければいけないと思います。私たちは皆、一人ひとりが自分なりの個性を持っていて、まったく同じ人間はこの世に二人といないのですね。

（3）個々のスピリチュアル・ニーズへの理解。患者さん一人ひとりにさまざまなスピリチュアル・ニーズがあります。例えば、死ぬ前に奥さんと和解したいとか、傷つけてしまったことをゆるしてほしいと願う、夫婦の和解の課題は多いです。あるいは、死後どうなるのかということを深く探求しようとする人もいます。皆それぞれにスピリチュアルな課題を抱えているわけです。

（4）自己の限界を認める謙遜な態度。特に終末期医療《ターミナルケア》においては謙遜な態度は大切です。逆に言うと傲慢な人はターミナルケアはできません。自分の限界を認めることのできる謙虚な気持ちがなければいけません。

（5）「すること（doing）」と「いること（being）」を区別すること。治る患者さんであれば、上手な外科の先生がいい手術をするといった、ｄｏｉｎｇ《ドゥーイング》の医療が可能です。でも治らない患者さんだったら、ドゥーイングはむしろ虚《むな》しいですね。治すことができない状態になったときには、誰かがそばにいてくれること、ｂｅｉｎｇ《ビーイング》を患者さんは望むのです。私の母国ドイツでよく言われるシュテルベベグライトゥング（Sterbebegleitung）という概念があります。ベグライテン（begleiten）という動詞は「ともに歩む」という意味で、シュテルベンは人間の「死」です。私流に訳せば「末期患者とともに歩む」という意味です。

実存哲学者キルケゴールに、「ヘルファー・イスト・ディー・ヒルフェ（Helfer ist die Hilfe）」、日本語で「救《たす》け人自身が救けである」という有名な文章があります。人を救けるときは、何をするか（ドゥーイング）が大切なのではなくて、救け人自身の存在（ビーイング）、つまりその人の心の温かさが大きな救けになるということです。

（6）人為を超える大いなるものへの畏敬と驚異の念を持ち続ける。これもまた大勢の患者さんにとって大きな、精神的なエネルギーになりえます。
(7) 自己のスピリチュアリティを開発する努力。ケアに携わる人は自分のスピリチュアリティを開発しながら、患者さんのニーズを理解し対応していくことが求められます。
(8) ユーモアの感覚。私はユーモアを父から学びました。私は一九三二年生まれで、小学生のころ、第二次世界大戦で戦争の恐ろしさを体験しました。何度も空襲に遭《あ》い、私たちの家も焼かれてしまいましたし、たくさんの同級生が爆弾によって殺されたのです。とてもつらい時期でした。私の父はそのとき命を賭けて反ナチ運動をしていました。しかし、そんな父が、夜、家族がそろうと必ず笑い話をして皆を笑わせていたのです。私はその父の姿から、人間にとって理想的な生きかたを学びました。まじめなことは命を賭けてもやる。けれども大切な家族に対しては思いやりと愛のユーモアを示す。その生きかたのバランスがどれほどすばらしいことであるか、父は教えてくれたのです。そのとき以来、ユーモアとは、思いやりと愛の表現であると思うようになりました。
ユーモアは、安っぽいジョークでは決してありません。ジョークは、言葉の上手な使いかたとか、頭の回転の速さとか、ハウ・ツーで学べる技術の一つです。きついジョークは相手を傷つけることもあります。でもユーモアはあくまでも相手に対する愛と思いやりの表現である、と私は強調したいのです。

緊張やストレスに満ちた今日の社会では、ユーモアは今までになく大切なものとなってきていると思います。ユーモアは張りつめた雰囲気をほぐして楽しいものに変える魔法です。誰かと一緒に笑うことは、温かい気持ちの通じあった関係をつくりあげます。笑いながら同時に腹を立てることは不可能でしょう？　ユーモアの感覚をもっと磨くことができれば、より温かい人間関係を築くことができると思うのです。

ユーモアについて

日本に来てから、私はユーモアの重大さを再発見しました。貨物船でフランスのマルセイユから横浜に着いたとき、私の日本語の知識はただ二つの単語だけでした。「サヨナラ」と「フジヤマ」。あとで誰かに「フジヤマ」は間違いだと指摘されたときは非常にがっかりしました。結局、私の日本語の知識の五〇パーセントは間違っていたのだと（笑）。

それから一所懸命に日本語を勉強していたとき、ある親切な日本の家族に招待されました。でも、その家族はドイツ語もフランス語もまったく話せず、英語を少しだけと聞いたとき、行かないほうがいいと思いました。日本語学校の先輩に相談したら、彼は、「いや、あまり心配しないで行ってごらんなさい。三つのルールを覚えてください。一つはニコニコしていること。第二はよくうなずくこと。第三は、たまに『そうですね』と言うことです」。私はこの三つのルールを覚えて出かけました。美味しいごちそうを食べながらよくうなずいて、五分ごとに「そうですね」と言いました、奥さんはとても嬉しそうな顔をしていました。私が話をわかっていると思ったのでしょう。何もわかっていなかったのですが。

割合にうまくいったのですが、最後に大きな危機に陥りました。奥さんが「お粗末さま」と言ったとき、私もうなずいて、心を込めて「そうですね」と（笑）。奥さんの顔を見ると、どうもちょっと合わなかったらしい。帰ってから辞書を引いて「お粗末さま」の意味がわかったとき、自分がどれほどばかであるかと気づかされました。

そのときに私が思い出したのはドイツの有名なことわざで、「ユーモアとは『にもかかわらず』笑うことである」という文章でした。つまり、どんなにがっかりしたときでも、悩んだり苦しんだりしているときでも、それにもかかわらず笑うことができれば、人間は救われるのではないか、と。何か失敗してしまったときでも、みずから失敗を謙虚に認めて相手と一緒に笑うことができれば、救われますね。楽しいときに笑うのは、皆、いつも簡単にできます。でも、笑えないようなときでも、にもかかわらず笑うこと、それこそが、思いやりと愛のユーモアであるのではないかと思います。

「にもかかわらず」笑うこと

ユーモアと死はまったく関係がないと思われるかもしれませんが、実は私は、ある悟りのような体験でユーモアと死との関係を理解しました。ニューヨークの大学院在学中に、友人のお母さんの臨終に立ち会ったときのことです。その方は九一歳で、一一人の子どもを立派に育てた方でしたが、あと二時間くらいで亡くなるのではと医師が言ったので、子どもたちとたくさんの孫が病室に集まりました。そのときお母さんは昏睡状態のようでした。カトリックの神父であった長男が皆に言いました。「お母さんとはもう話すことはできないけれど、お母さんのために祈りましょう」。そうして彼は病室でミサを捧げました。

ところがミサが終わったとき、お母さんが突然目を覚まし、「私のために祈ってくれてありがとう。ウイスキーが飲みたい」と言ったのです。皆たいへんなショックを受けました。もう少しで亡くなるはずのお母さんが、ウイスキーを飲みたいだなんて。一人があわててウイスキーを探して、もってきました。お母さんは少し飲むと、「ぬるいから氷を入れてちょうだい」。時計を見ると、あと一時間半で死ぬ予定なのに（笑）。とにかく誰かが氷を入れて、お母さんは美味しいと言って全部飲んでしまいました。次にお母さんは、「たばこを吸いたい」と言いました。また時計を見たらあと一時間（笑）。長男が勇気を出して、「お母さん、医師がたばこを吸ってはいけないと言っていますよ」。するとお母さんの返事は、「死ぬのは医者ではなく私です。たばこをちょうだい」と。それから皆に感謝して、「天国でまた会いましょう」、そう言ってお母さんはまた横になって、亡くなりました。

そのとき、悲しんだ子どもはいませんでした。子どもたちが言うには、お母さんは一生涯、ウイスキーなんてほとんど飲まなかったし、たばこも吸わなかった。だから、本当に飲みたかったとは考えられない。きっとお母さんは、一一人もの子どもを育ててきて、ずっと人のために生きてきた人だから、最後になって一番つらかったのは、人のために何もできないということだったのではないか。私が子どもたちにできることはただ一つ、笑い話を残すということ。子どもたちは皆、これはお母さんの最後のユーモア、愛の表現だったと解釈したのですね。

皆さん、誤解しないように。もしおじいさん、おばあさんが死に直面しても、ウイスキーやたばこをすすめたりするのはやめたほうがいいと思います（笑）。そういうことではなくて、ただこのストーリーが私に教えたのは、もしも人間が死に直面するときまで周りの人たちに愛によるユーモアを示すことができれば、これはすばらしい生きかた、人間らしい死にかたなのではないかということです。

第3講

人間として尊重する医療

石垣靖子

ケアの倫理

いしがき・やすこ ▶ 看護師。北海道医療大学大学院看護福祉学研究科教授。北海道大学医学部附属看護学校卒業。1986年にホスピスケアを標榜して開設された東札幌病院に看護部長として赴任、副院長を経て、現職。1992年度エイボン女性大賞受賞。著書『がんの痛み　こころの痛み』（家の光協会、1993）、『ホスピスのこころ』（大和書房、2004）など。

私は、ホスピスケアに携わって二十数年になりました。もともと大学病院で看護師《ナース》としてずっと仕事をしておりましたが、人間の生き死にに関わること、患者さんを看とるということがとても私は不得手でございました。ある研修会で、そのことを自分自身がよく理解できるようになって以来、人間の最後の生き方を支えるケアに従事してみたいと思うようになりました。日本でホスピスとかホスピスケアという言葉が紹介され始めたのは、一九七〇年代の後半になってからです。私は、一九八〇年に、アメリカのホスピスを見学する機会がありました。

1　ペイシェントからパーソンへ

私は当時、ホスピスといっても病院と同じだろうと想像していたのですが、そこはまるで普通の家のようでした。なかに入ると広いラウンジになっていて、折しも数人の方がお茶を飲んでおられました。案内してくださったナースが、「こちらに背を向けて深く腰をかけている人がここの患者さんです。彼は数日前に医師から、そろそろ会いたい人に会っておいたほうがいいと言われて、今日は最後のお茶会をしているのよ」と説明してくださいました。

私はその言葉にとてもショックを受けました。予後が数日あるいは一週間以内という人が、皆と一緒にお茶を飲んでいる。当時、私の務めていた大学病院では、予後が数日なんていう人はベッドから動くどころか、意識があるかないかわからないような状況で、寝たきりでした。そういう患者さんたちばかりを見ていたので、非常に衝撃を受けて、ナースに聞きました。「どうして予後数日の方があいう状態でいられるんですか」と。すると、「彼もひと月前にここへ来たときには痛みでとても大変だったんですよ。でも、幸いモルヒネが効いて痛みが緩和したので、その後はシャワーを浴びることもできるようになったし、他の患者さんたちともお話できるようになって、こうして最後のお茶会もできるようになったの」と説明してくれました。

私はそのときに、固くかたく心に誓ったことがあります。同じ人間として生まれて、がんになるのは仕方がないとしても、人生の最後の日々に苦痛から解放されて、その人らしく、人間らしく過ごせるなんていうことが本当にできるのだ。アメリカでできるのなら、日本だってできるはずだ。これからはそれに挑戦してみよう、その挑戦は医療者としてなんと価値のあることか、と。そういうふうに思ったわけです。

そのとき以来、今もずっと変わらない目標は、「ペイシェントからパーソンへの挑戦」というものです。患者さんのことを英語でペイシェント（patient）と言いますね。ペイシェントというのは「耐える人」という意味です。さまざまなことに耐えておられるのが患者さんなのですが、その方だって普通の人、私たちと同じ人間です。がんがあって苦しくて、死が迫っているかもしれないけれど、人間としては変わりがない。だから、ペイシェントではなくパーソン（person）、一人の人間として人生の最後を迎えられるようお手伝いをする、そのことに残りの人生を賭けたいと思いました。たまたまそのころ、ホスピスケアを標榜《ひょうぼう》する東札幌病院というのができたので、そちらに移りました。押しかけ看護部長とよく言われましたけれども。

それ以来、二十数年がたちました。ホスピスケア、当時はターミナルケアと言われていましたが、この分野の医療はこの二十数年間でずいぶん進歩しました。医療の進歩は、患者さんの苦痛を和らげ、クオリティ・オブ・ライフ（ＱＯＬ）を高めるのに必要です。ですけれども、人間として生きるうえで基本的なことを大事にしなければ、ホスピスケアが緩和ケアと呼ばれるようになっても、緩和医療と名前が変わっても、意味が薄れてしまうと思います。

医療者としての挑戦

先日、気になった患者さんがいました。その方は医療者に、「八月何日に私は死ぬことに決めました」とおっしゃって、そんなにおつらいんですかと医療者が聞きかえしましたら、いつも話をしているご自分の神様に——その神様というのは、彼女のなかにいる神様だそうですが——八月何日くらいがいいんじゃないと言われたので、その日に決めた、と。その話をナースから聞いて気になってお訪ねしました。彼女は「先生、お待ちしていました」とおっしゃって、思いがけず、「先生、抱いて」

と大きく手を広げたのです。私はベッドに座って、その方をきつくきつく抱きしめました。彼女も私にしがみつくようにして、そして声をしのばせるように嗚咽《おえつ》されて、「寂しい、寂しい」とおっしゃったのです。死が現実のものとなった人の深い孤独感に、私はなんと申し上げていいか言葉もなくて、ただひたすら抱きしめていました。

そのうちにふと、自分自身が彼女に温められていることに気づいたのです。「あなたって温かい」と申し上げました。すると彼女はそのあと、「こんなプレゼントを神様からいただくとは思わなかった。私、もう少し生きてみようと思う」とおっしゃったのです。

私たちはこのような出会いを「真実の瞬間」と呼んでいます。「真実の瞬間」とはリチャード・ノーマンという経営コンサルタントの言葉で、経営学の用語です。サービス業に携わる人は、サービスを提供する人と提供される人との出会いによる「真実の瞬間」のなかで、サービスの質を受け手に評価されているのだそうです。「真実の瞬間」を分かち合うことによって、サービスを提供する人も受ける人も、同時に高揚した気分を味わう。その患者さんがいみじくもおっしゃった、「こんなプレゼントをいただくとは」という言葉は、こうしたことを示していると思います。

今日の講義で私が申し上げたいことは、私たち医療者がお目にかかってケアさせていただく人たちは、私たちと同じく普通の人であるということです。私たちはもちろん医学の知識や経験や技術を持っています。しかし大切なことは、医療者として優れていることはもちろんですが、特別の人間ではなくて、普通の人でもあるという感覚を持つことです。そうしないといつの間にか、普通の人である患者さんとの間に行き違いが出てくるからです。普通の人と向き合っているのだということを大切にする、それが臨床の倫理というものにつながってまいります。それを皆様方にお伝えしたくて、今日、ここに参りました。

科学性と倫理性

さて、前回、山崎章郎先生が、二〇〇二年に改定されたＷＨＯ（世界保健機関）の緩和ケアの定義をお話しくださいました。医療というのは、これまでは、生物学的なアプローチ（疾患とか身体を診る）でした。けれども私たち人間は、それぞれの人生を生きるなかで培《つちか》ってきた固有の価値観をもち、意思も感情もある存在であって、そういうものを尊重しながら医療を進めていかなければいけないとＷＨＯは宣言したわけです。これは緩和ケアだけではなく、すべての医療・福祉にとっても大事なことです。

考えてみれば、私たちは、この身体、つまり生物学的な生命をもって、それぞれ固有の人生を歩んでいるわけです。私はこれを「物語られる命」、「ナラティブないのち」と呼んでいるのですが、兄弟であろうが、夫婦、親子であろうが、同じ家に住んでいても、人それぞれ人生の歩みかた、人生の時の重ねかたは違います。人生というのは一人一人に固有のものなのです。生物学的生命はある程度共通しています。心臓もあれば、腎臓、肺もあれば、骨もある。それがある疾患に冒《おか》されて、がんの病期がどのくらいで、治療はこういうふうにと、ある程度標準化することはできます。しかし、一人一人の人生をマニュアル化したり、標準化したりすることはできません。

医療や福祉の相手は普通の人で、しかも固有の人生を歩んできている人だから、それを大事にしなさいということをWHOは言っております。しかも私たち医療者がしなければいけないことは、その人たちにとっての良好なクオリティ・オブ・ライフ（QOL）を実現することだとも言っています。その人の人生、生活、命のありかたを、できるかぎり質の良いものにすることだというのです。

QOLとは、考えてみますと、どんな状況にあっても人間として尊重すべきことです。多くの患者さんは、病院に入りますと、何号室の何ベッドの肝硬変の患者さんとか、胃潰瘍の患者さんとか、患った疾患がメインになってしまって、かけがえのない固有の人生をもったその人というのは、二の次、三の次になりがちです。でも、私たちは身体だけで生きているのではありません。どんな状況にあっても人間として尊重するということは、その方が、その年齢まで生きてきたなかで培われた価値観を尊重し、今、病気になって治療を受けて、これからはどのように生きていきたいか、その人の意志を尊重しながら医療を進めていくということです。

臨床の倫理というものがなぜ必要かというと、これが医療の質に大きく影響するからです。医療とは、科学性と倫理性の二つの側面に支えられているものです。科学性というのは、もちろん、根拠《エヴィデンス》に基づいた医療、標準化された医療を行うことであり、医療者が勝手に自分の好きなこと、得意なことだけをやるのではないということです。しかしもう一つ忘れてはならないのは倫理性、すなわち、これまでご説明してきたように、私たちが医療を行う相手は、それぞれ固有の人生を生きている普通の人であるということを忘れないことであります。

2　共同行為としての医療

医療とは共同行為であることは言うまでもありません。医療者が良い治療法と思っても、それが本当にその相手にとって最善の治療かどうかはわかりません。そのことを常に考えておかなければいけないわけです。

誰のための治療か

これはあるがんセンターでの話ですが、喉頭がんが見つかった八九歳の患者さんがいらっしゃいました。喉頭全摘をすればそれからも長生きができますと、医師は手術を勧めました。彼は、今までそういう大事なことは家族や専門家に任せてきたので、今回も、家族のすすめにしたがって手術を受けようと入院なさいました。ところがその方は八九歳ですから、かなりの難聴がありました。喉頭全摘をすると声が出なくなります。しかも呼吸もできなくなるので、気管孔にカニューレ（管）を入れて、そこから呼吸をすることになります。ここからいつも空気が抜けてしまうので力めないし、お風呂で肩までゆったりつかることもできない。なにより声が出ないから、これからは筆談をしなければなりません。

担当のナースは、八九歳で難聴もあり、しかもこれから筆談の生活になるということをその人は本当に知っているのだろうかと思って、ご本人に聞きました。するとご本人は、難聴のために理解がしにくいこともあって、医師と家族に任せているからとおっしゃったそうです。

しかしナースは、ご本人の理解を得るために、もう一度話をする必要があると考えました。というのも彼は、子供たちに迷惑をかけたくないと言って一人住まいをしていて、パークゴルフというのを趣味に、近所の人と交わるのをとても大事にした生活をしておられたからです。それでナースは、医師たちとも話し合って、ご本人に喉頭がんの手術を受けた人に会ってもらいました。するとそれを見て、その人は、このような状態になるのだったら手術は受けないとご自分で決めて、放射線治療を行うことになりました。ご家族にも、もう十分生きて、友だちも死んでしまったし、これから手術をしても何年生きられるのか、今までのような生活ができない不自由な状況で生きることは自分にとって何の意味があるのかと、それまでになくはっきりとおっしゃったそうです。ご家族も医療者も納得して、手術をしないことになったわけです。

医療者が、いわゆる生物学的な生命を長らえるにはそれが最善と思う治療も、医療の受け手にとっては最善とは限りません。考えてみてください。病気になったのは誰なのですか？　治療を受けるのは誰でしょう？　この後の人生を生きていくのは誰なのでしょうか？　私たちは医療者として専門的に助ける立場にはありますが、その人たちの人生に関わる決定をする立場にはありません。

同じ状況でも、例えば三〜四〇代の患者さんが、喉頭を全摘して声が出なくなるのは嫌だとおっしゃったとしたら、私たちはきっと、声が出なくなっても新しい人生をこれから築いていける、新しい状況に適応しながら今までとは違う人生を歩めると説得するでしょう。医療とは、患者さんと家族、医療チームとの共同行為ではありますが、治療方針やケアのありかたを決定する、その合意に至るプロセスこそが非常に重要なのです。このことを尊重することが、臨床における倫理の基本です。

インフォームド・コンセントの本当の意味

共同行為としての医療は、インフォームド・コンセント(informed consent)という言葉に代表される、コミュニケーションのやりとりをもって進められます。コミュニケーションがないところで医療は成立いたしません。

インフォームド・コンセントという言葉は、日本では「説明と同意」と訳されています。しかし英語の文献を読みますと、患者さんがインフォームド・コンセントをギブし(与え)、医療者は患者さんからインフォームド・コンセントをオブテインする(得る)という表現はありますが、医師がインフォームド・コンセントを進めるなどという表現はありません。

東札幌病院で定めているガイドラインでは、インフォームド・コンセントとは、「患者(ないし代理人としての家族)が、病状および医療方針について適切な理解を伴ったうえで、特定の医療的働きかけを行うことを、医療従事者に対して承認する行為」としています。病状や医療方針を適切に理解していなければ承認はできないわけですから、この点を非常に強調したわけです。

この言葉が日本に紹介されたときは、医療者と患者が十分にお互いに話し合いをすることが重要だということが強調されて、それで「説明と同意」という短絡的な表現になったのでしょう。医療とは、すべての場面で受け手が主役であります。私たち医療者が主役になることはありません。病気になっても、その人の人生を生きる主体はその人だからです。しかし「説明と同意」となると、私たち医療者が主役になってしまいます。決してそうではありません。先ほどの例で言うと、治療の後にどんな障害が残るかがよくわかったうえで、手術ではなく放射線治療という特定の医療的働きかけを、医療従事者に対して承認する、ということです。医療とはそのような行為の繰り返しであります。

看護ケアもまったく同じです。私たちは毎朝、清拭《せいしき》をしたり、口腔ケアをいたしますけれども、患者さんに説明なくいきなりそんなことをすることは決してありません。こういうわけで必要なので、そういたしますが、よろしいですか、と。そうして患者さんの「よろしくお願いします」といった言葉で承認を得ながら、行うわけです。

医療、ケアとは、一つ一つ患者さんからインフォームド・コンセントを得ながら進めていくものです。インフォームド・コンセントを得るそのプロセスが、医療者と患者さんの間を行ったり来たりする、これがコミュニケーションのやりとりであります。これこそが相手を人間として尊重する倫理性につながるわけですが、この原則をまとめて世界共通の四つの原則としたのが次のようなものです。

- 与益の原則（Beneficence）――患者の利益、患者にとっての最善のことをせよ
- 無加害の原則（Non-maleficence）――患者に害を与えるな
- 自律尊重の原則（Respect for autonomy）――患者の自律を尊重せよ
- 正義・公平の原則（Justice and/or equality）――正義・公平を保て

臨床の倫理、その原則と実際

私たち医療者のすべての行為はこれに基づいています。この倫理原則を、日常のケアの場面で行為に移しやすいように、東京大学の哲学の教授、清水哲郎先生がまとめておられますが、そのなかから次の二点を挙げておきます。

(1) 行為の目的——相手の善・利益を最大に。QOLを高めること、そして人生の充実を妨げないこと。

先ほどの患者さんのように、手術をすることは身体的な生命を長らえることには最善かもしれないけれども、しかし、その人にとっての価値観を尊重し、最善と思われることを行いなさいということです。

(2) 行為の進めかた——相手を人間として遇する。対等の人間とみなして共同で進める。そして、かたわらにあって、弱さを受容したり、思いを同じくしたりする。

これは、「個別の事情を個別に考える営み」とも言えるでしょう。一般化したもの、標準化したものをその人に当てはめるのではなく、その人にとっては今、何をすることがベストなのかをお互いにコミュニケーションのやりとりをしながら探っていく。それは決して、マニュアルやガイドラインのチェックをすることではありません。

例えば、人工呼吸器をはずすとき。ガイドラインにはいくつかの項目があって、Aがオーケー、Bもオーケー、Cオーケー、Dオーケー、だから呼吸器をはずしてもいい、となる。けれど、それぞれ個別の事情を考慮に入れるときには、そういうことにはなり得ないのです。日々のどんなに小さな行為であっても、一人一人の患者さんの個別の状況を考えながら、今、何をすることがベストなのかと考える、その営みが臨床倫理であります。そんなことはあたりまえだと思われるかもしれませんが、医療の標準化と、個別性を尊重する営みは、時としてギャップを生じることがあるのです。

それを臨床に定着させるために、臨床倫理検討シートというのを用いて、特に治療の方針決定のときには、カンファレンス（話し合い）を進めながらやっています。臨床倫理検討シートの目的は、次のようなことをきちんとクリアしていくことです。

（1）その患者さんの医療（ケア）のゴールをどこに置くか。
（2）その決定に患者さんとその家族が参加しているか（意見が尊重されているか）。
（3）行われる治療はその人にとって最善のものか。
（4）その治療をすること、あるいはしないことによるメリット・デメリットは何か。
（5）それを患者さんとその家族と共有しているか。

時として医療者は、技術や知識を持っているために、患者さんを誘導するような話し合いをすることがあります。それは、技術に関する権限のほとんどが専門職者にあるからです。しかしリア・L・カーテイン（シンシナティ大学看護保健学部・臨床教授）が言うように、私たちは、人の価値観の領域に入って意思決定をする権限などはもっておりません（『インターナショナル・ナーシングレビュー』第二六巻五号、三四〜三八頁)。その人に何がベストなのかは、医療者だけで決められることではないのです。

それを実践に定着させるために、多くの病院で、臨床倫理委員会が設置されるようになりました。しかし現在はまだ治験や臨床研究審査のレベルにとどまっていて、日々臨床で出会うさまざまな問題を話し合うというところまでは定着していません。私たちの病院ではすでに一九九四年から臨床倫理委員会を設けており、倫理的ポリシーの作成や、コンサルテーション・サービス(スタッフが出会うさまざまな倫理的な問題について、相談・支援を行う活動)、「医の倫理セミナー」の開催などを行っています。このセミナーは、生きるということ、告知、安楽死、尊厳死、自己決定といったさまざまなテーマで、これまで数百回、継続しています。

医療者とは、いつも人のいのちや人生について考え、それに自分の人生を重ねあわせながら医療に携わっているものです。医療とは、いわば専門職の思想集団であり、思想とは行動化して初めて意味があるのです。先ほどのリア・カーテインはこうも言っています。「私たちは、普通の人々に出会い、その人生に触れ、その結果、その人たちの人生が変わり、自分の人生も変わるのである」。

私はもう数十年にわたってこの仕事をしておりますが、いま振り返って、後輩に確信をもって伝えることができるのは、医療に携わることの大きな意味かもしれません。普通の人生では体験できないようなことを体験でき、しかも、たくさんの人たちと出会い、その人生に触れ、交わることによって、自分の人生がどれだけ豊かになることでしょうか。そのことを私は、今は確信を持って後輩に伝えることができます。

3　かたわらに寄り添うということ

医療を行う対象、相手は普通の人です。ところが、普通の人にとって、病院というところはまさしく普通ではないところであります。ダニエル・チャンブリスという社会学者が『ケアの向こう側』という本のなかでこう書いています。

病院では、悪人ではなく善良な人がナイフを持ち、人を切り裂いている。善人が人に針を刺し、肛門や膣に指を入れ、尿道に管を入れ、赤ん坊の頭皮に針を刺す。また、善人が、泣き叫ぶ熱傷者の死んだ皮膚をはがし、初対面の人に服を脱ぐように命令する。
病院の外にいる者なら絶対に嫌がるようなことを、患者は毎日のように経験させられる。侵襲的な処置、屈辱的な検査、徹底的な外科治療などが、容認されるどころかむしろ良いこととされ、スタッフは患者に対するちょっとした配慮さえしない。善悪の判断基準がシフトするだけでなく、いくつかの非常に重大なことがまったく考慮されていない。

（淺野祐子訳、日本看護協会出版会、二〇〇二年）

白衣を着て医療に携わっていると、生物学的な生命をなんとかいい状態にすることを最優先にしがちになります。相手の意志や価値観の尊重をおろそかにすると、医療を受けている相手との間に大変な隔たりをもたらしてしまうことになりかねません。

そして、病院では、普通のこととして人が死にます。人が死んでも、そのたびに警察が来て、原因を調べたりなどしません。「ほかにこのような特徴を持つのは、軍の戦闘部隊くらいである」とチャンブリスは言っています。

病院は「普通でない」場所

私たちナースは、そういう医療のなかにあって、最も患者さんに身近で、かたわらにいる人という役割を求められます。看護の代名詞はアドボケートと言ってもいいかもしれません。アドボケート(adovocate)とはラテン語のアドボカタス(adovocatus)という言葉を語源にしていて、これは「(かたわらへと)呼び出された者」という意味があるそうです。日本では、擁護者、弁護者、代弁者と訳されていますが、私は、「かたわらに寄り添う者」と解釈しております。

かたわらにいるということが生命体にとってどれほど重要なことか、それを示す有名な研究があります。『サイエンス』という雑誌に投稿された論文で、ご存じの方も多いと思いますが、オハイオ州立大学でウサギを使って行われた、コレステロールと動脈硬化の関連を調べる研究です。同じえさを与えているのに、あるグループのウサギは六〇パーセントも動脈硬化の発生率が低かった。これは予想を超えた結果で、当初は原因がわかりませんでした。ところがやがて、飼育係が非常にウサギ好きで、自分の背が届くところにいる(その人は背が低かったそうです)ウサギにだけ、えさをやるときに、なでたり話しかけたりしていた。まさかそんなことが影響するわけがないと思われましたが、追試の結果はまったく同じで、遊ばせたり、話しかけたり触れたりしたウサギは、動脈硬化の発生率が低かったそうです。

皆さんは、この事実をどのようにお思いになりますか？　生物学的な生命は、科学的な因果関係だけで維持されているわけではなくて、思いや感情といったものに左右されて、伸びたり縮まったりするということなのです。愛されたウサギは病気にならなかった、しかし孤独なウサギは病気になった。それならば、人間のように豊かな感情をもっている生物にとってはもっと大事なことでしょう。特にホスピスの患者さんにとって、一人で死んでいくことの孤独や寂しさは、どれほど生命力を消耗することでしょう。冒頭で「抱いて」とおっしゃった患者さんは「寂しい、寂しい」とおっしゃっていました。

思いや感情で生命は伸び縮みする

私はよくスタッフに言うのですが、私たちは死んだことがないので、そのときにどんな体験をするかがわからない。それを、生きている私たちの目線に合わせて対応してしまうと、大切なものが見えないことになります。多くの患者さんは、死期が迫ったときには、本当に私たちの想像を超えるような体験をなさっているように思えます。つじつまの合わないことを言う人もおられるし、「帰らなきゃ」とか、「列に並ばなきゃ」、「土曜日には試合がある」とか、意味のわからないことをぽつっとおっしゃる。それに対して私たちが、「そこに誰がいるの」「何が見えるの」というふうにお聞きすることによって、死ぬ前に気がかりになっていることを伺うこともできます。そしてそれが、死にゆく人たちが残してくれる、大切な贈り物でもあるのです。

私たちは、自分の経験したことのない、そういう時期を生きている人たちに対して、謙虚であるべきですし、かたわらにいて耳を傾けることがどれほど大事かと思います。これは患者さんから教わったのですが、「生きている人間のなかにいる間、人間には希望がある」という言葉が聖書にあるそうです（「伝道の書」より）。冒頭で私が患者さんを抱きしめたとき、「温かい」とまず身体が感じました。その温かさのなかに、その人の思いや感情が伝わってきた。それは相手にとってもそうだったのだろうと思います。

ある患者さんのことです。六〇代半ばの女性で、これまでに病院を三回かえたという。いつも文句を言って、医師や看護婦とうまくいかなかったけれど、ようやくここで死ねそう、ここはいつも誰かがいてくれる安心感があるから。結局私、寂しかったんだね、とおっしゃっていました。

その人の言葉を借りると、働きずくめでこの歳まで来て、少し楽をしようと思ってお店をたたんだら、がんが見つかった。そのときはもう悔しくて悔しくてとおっしゃっていましたが、そういう歴史をもった人ですから、医療に対して、なんとか治してくれるはずという期待をずっと持っていたと思います。しかし、それまでいた大きな総合病院では、身体的な生命には目を向けていたけれど、その人の生きかたや思いに目を向けることは少なかったかもしれず、彼女の寂しさを埋めてくれる人がいなかったのだと思います。私はスタッフに聞きました。「どうやって彼女は今のように平穏な状態になったの」と。すると、「できるだけ普通に接するようにしていました」と言うのです。普通の人として遇されること、そしていつも誰かがいてくれるという安心感が、彼女にとっては、自分を取り戻すための、とても大きな力になったようです。

「あたりまえ」を実現する工夫

あたりまえのことをあたりまえにするというのはとても難しい、しかし、とても重要なことです。病院というさまざまな制約のある場でも、普通の人として生活することを尊重する試みというのはいくらでもできます。

例えば、抗がん剤の治療を受けている人は、顔に色素が沈着したり、やせたり、毛が抜けたりします。治療のためにボディ・イメージが変化するわけです。それは、人間としての自尊の感情を著しく傷つけることがあります。そんなときには、スキン・カモフラージュの専門家を呼んで、どういうお化粧をしたら生き生きと見えるか、どんな色のパジャマやスカーフを身につければいいかといったことを皆でやりあいます。マニキュアをしたり……そんなことをしているときはナースも本当に楽しそうです。患者さんも、薄いお化粧をしたり明るい色のスカーフを巻くだけで変わってくる。そんなたわいのないことが、普通の人としての意識を呼び戻すんですね。

カラオケもよくやっています。音痴でも何でもいい。今、病院の音楽療法士は大はやりで、朝から晩までお呼びがかかって、キーボードを持ってあちこち歩いています。歌を歌うことによって、人生の振り返りができたり、自分の人生の価値づけができたり、そういうことはたびたびあります。忘れられないのは、もう意識がないと思っている人のそばで、大好きだった歌を静かに音楽療法士が弾いたときのことです。するとその方がふっと目覚めて、じっと療法士の顔を見て、涙を流して歌い出しました。『影を慕いて』という歌でしたが、私たちはもうびっくりしました。意識がないと思われていたのに、きちんと耳が聞こえていて、最後に、口を動かすだけでしたけれど、好きな歌を歌ったのですね。

犬や猫と一緒に入院する人も時々おります。ある七〇代の男性の患者さんがきっかけでした。症状が強くなり死期が迫って、もう家にはいられない。だけど病院には絶対行かない。なぜならこの子と別れるのが嫌だと。この子というのは、小さなシーズー犬でした。ナースは考えました。予防注射をきちんとしているか、ノミやダニがいないか、きちんと訓練されているか、そんなことをチェックして、一緒に入院してもらいました。いよいよ病状が進行して、呼吸が苦しくなったとき、そろそろ眠らなきゃいけない（鎮静の）時期かなとご本人が言い出しました。その方は、奥様とお嬢様もそばにおられたのですが、その愛するシーズー犬に向かって「ねえ、お父さんどうしたらいい。眠ったらおまえと話せなくなるぞ、どうしたらいい？」と。きっと奥様やお嬢さんと相談したかったのだと思いますが、直接には言えなくて、犬を媒介にしてご家族と相談されていたのだと思うのです。その犬は、最後の最後まで彼をケアして、看とりました。

晩酌の会というのもあって、私も時々呼ばれます。ある患者さんが最後に、看護部長さんと一緒にワンカップを飲んで冥土の土産にしたいなんておっしゃってくれて、私もお酒が好きなので、ワンカップを半分くらい飲みました。彼は、本当に唇にちょっと触れるだけ。あんなに好きだったワンカップがもうこれしか飲めなくなったけれど、もうすっごく幸せとおっしゃってくださいました。

そのときは、私がナースであなたが病人なんて思っていません。一緒にお酒を飲む、今生きている私とあなたという感じがいたします。そして不思議なことに、一緒にワンカップを飲んだだけで、その人は大勢いる患者さんの一人ではなく、私にとって生涯忘れ得ぬ人になるわけです。

生物学的な生命の維持は最も重要なことです。でも、私たちが大事にしていることは、相手を患者にすることではなくて、普通の人として最後を生きてほしいということです。普通の人であれば、家にいて、お酒が飲みたければ飲み、ビデオを見たり、犬や猫と一緒に寝たり、自由にできる。でも、病院という制約のある場所でそれを実現するためにはどうしたらいいか、それを考えるのがナースである私たちの仕事です。

4　医療という仕事

一九世紀にフローレンス・ナイチンゲールは、健康を定義してこう言っています。「健康とは、ただ単に良い状態をさすのではない。自分がもっているすべての力を、使わなければいけないときに、良く使うことができることを言う」。

どんな人でも、たとえ死のまぎわの人であっても、健康な部分はあるわけです。若くて、元気はつらつとしていて、何も病気をもっていない、そういう人だけが健康であるのではありません。健康とは、そのときにその人が持っている力を十分に発揮できることであるとしたら、看護とはまさしく、それを見きわめて引き出すことではないでしょうか。

岡村昭彦という、医学部を退学してフォト・ジャーナリストに転身した人がいます。医療に高い関心を持ち、いつもナースの応援団としてメッセージを発していた人でした。この人の著書『ホスピスへの遠い道』にこういう文章があります。

テクノロジーの進歩で、生命そのものが持っている巨大な回復力が、忘れられがちになってしまった。医療技術によって生命がコントロールできると錯覚する医者や看護婦が多くなった。……特に看護婦達は、病院に入院してきた人間を「患者」としてしか扱うことを知らない。どんな重症の患者でも、健康な部分が残されていればこそ回復する希望がもて、そのために入院するのだということを看護婦達は忘れがちなのである。……病院はホームではなく、病人収容所である。看護婦の貧しい患者像にふさわしい演技を強いられる人間ほど迷惑なことはない。入院したとたんに、寝間着に着がえることを強要する看護婦の心の中には、健康な人間像は存在しないのだろう。

（筑摩書房、一九八七年。新版『定本ホスピスへの遠い道』春秋社、一九九九年）

手厳しいメッセージですね。どうして患者さんは寝間着に着がえなければいけないのか。確かにそのほうが便利な人もたくさんいます、でも、すべての人がそうでしょうか。私たち医療者が、実は、普通の人を患者に、病人に仕立ててしまっている。それに気づくだけでも、何かが違ってくるはずです。

患者さんからの贈り物

『フィッシュ！』という本を読んだことがある人、いますか？　これはとても元気が出る本です。イチロー選手が活躍するマリナーズの本拠、シアトルの魚市場のお話です。魚市場の人たちは、朝から晩までゴムがっぱを着て、長靴を履いて、生臭い魚を売っています。こんなことで人生が終わるのはつまらないじゃないか、どうせ仕事をするなら楽しく、皆のためになるようにしよう、と決心して、市場の人が皆で話し合って四つの哲学を決めたそうです（スティーヴ・ランディン他、相原真理子訳、早川書房、二〇〇〇年）。

(1) 自分で態度を選ぼう。

皆さん方は、今日、この講義を受けてみようと思ったのはどうしてですか？　いま着ている服、その髪形にしたのはなぜでしょう？　誰からも強制されたわけではなく、ご自分で選んだのではないですか？　皆、知らず知らずのうちにライフスタイルは自分で選んでいるのです。その日、その時の過ごしかたは、自分で選んでいて、その積み重ねが人生です。

不満の種はいくらでもある、とここには書かれています。けれど、人生がもたらしてくるものに、どのように対処するか、それを選ぶ力が自分にあるとわかれば、好ましい点を探し、なんとかチャンスを見つけようとするのではないですか？「自分が望ましくない態度をとっていると気づいたときは、別の態度を選ぶことができる」ともあります。

（2）どうせするなら楽しく仕事をしよう。

どうせ大学に入ったなら、楽しく勉強しよう。そういうモットーです。さっき紹介したスキン・カモフラージュだとか、カラオケだとか、そういうことを患者さんと一緒にやっているスタッフも本当に楽しそうです。「楽しみながらやる仕事ははかどる。くつろいだ、自然な気持ちで重要な仕事に取り組むと、特に効果的だ。遊ぶとは何らかの活動のことだけではない。やっている仕事に新たなエネルギーをもたらし、創造的な解決法を引き出すような心の状態のことでもある」。

（3）お客さんを楽しませよう。

私はスタッフに、さあ挑戦、これから三カ月間、毎日二人の人を喜ばせよう、という約束をしたことがあります。時々それが達成できなくて私が浮かない顔をしていると、「先生、まだ達成していないの、じゃあ私が喜んであげるから」なんて言われてしまったりすることがあります。人を喜ばせるということは、自分がハッピーになることでもあります。「ちょっとした親切や印象的な応対で人を喜ばせれば、日々のありふれた出会いさえも特別な思い出に変えることができる」。

医療者が良い状態を維持できれば、相手への態度、ケアの質も変わってきます。これはぜひ心にとめておきたいことです。

（4）お客さんに向き合おう。

「私たちはお互いに注意を向け合うことによって、気持ちを通じ合わせる。何かに打ち込むため、また燃え尽きるのをふせぐためにも、注意を向けるのはよい方法だ。ほかのことに気をとられながら身をいれずに仕事をすることが、疲れを生むのだから」。さらにこんな文章もあります。「過去は歴史／未来は謎／現在は贈り物」。

どんなに素晴らしかったことも、もう一度あの時を取り戻したいとプレイバックすることはできません。済んだことはすでに歴史であり、その歴史の積み重ねで今がある。そしてこれから先、何が起きるかは、誰にもわかりません。確かなことは今だけ。

冒頭の患者さんは、私が抱きしめたのか、逆に抱きしめられたのか、わからないけれど、「こんな贈り物を神様がくださるなんて」とおっしゃってくださいました。現在《プレゼント》、今この時こそが、まさに私たちにとって最大の贈り物《プレゼント》なのです。けさ亡くなったあの人に「今」はない。あす生まれる赤ん坊に「今」はない。今こうして生きていて、しかも、こうして同じ時を分かち合っていることは、私には何か奇跡に近いことのように感じられます。この一瞬一瞬のプレゼントを大事にする積み重ねが人生なのではないでしょうか。

人間は弱い、にもかかわらず、やはり強い

NHKのがんサポート・キャンペーンというのにずっと出ていらした柳原和子さんという方がいます。二〇〇六年、キャンペーンの一環として一冊の本がまとまりました。そのなかに柳原さんはこう

書いておられます。

初発がんから九年。こんなに長くがん患者としての日々を過ごすとは思いもよらなかった。死ぬ、生きる、希望を抱く、絶望する、悲嘆にくれる。その繰り返しだった。やっぱりがんは厳しい。つらいばかりのようにも思う。でも、どこかで私は気づいている。がんになっていなかったらこんなにすばらしい私に出会えなかった。こんなに真剣に自分のこと、社会のこと、そして生きるということ、死ぬということを考えなかった。偽りのない、ごまかしのない人との関わりを紡ぐことはできなかった。一瞬一瞬を必死に生きることはすてきだ。数々の弱さが積み重なって今の私がある。数々のおろかさが私を鍛えてきた。人間は弱く、にもかかわらず、やはり強い、と私は今信じることができる。死ぬことを知っている人間は、本当に強く、そして美しいと確信している。不安と恐怖のなかにあるあなたに私が伝えたいこと。それは次の簡単な言葉だ。

I CAN DO! WE CAN DO!

私はやれる。私は何者かになれる。

(『がんを生き抜く実践プログラム』NHK出版、二〇〇五年)

私はいろいろな患者さんとこういう言葉を交わし合いますけれども、元気でいるはずの私たちが、なんとたくさんの応援歌や励ましをいただいていることか、そして、人間として生きていくうえで大切なことを教わっていることかと思います。こういうプロセスを繰り返し、死に向かいながら今を生きている人たちとの出会いを重ねるということは、なんと幸運なことでしょう。

ホスピスケアの対象になる人たちは、いまだに、かけがえのない個人として尊重されているとは言えない状況がつづいています。痛みが十分に緩和されていなかったり、誰からも見向きもされなかったり、そういう最後を過ごしながら、寂しく旅立つ人がいまだにたくさんいるのです。その人たちのそれまで生きた人生を尊重しながら、今どうしてほしいのか、これからどうしたいのかを一緒に考えながらケアさせていただくことは、非常に重要な、挑戦のしがいのあることですし、それは、ケアに携わる私たちの人生そのものが豊かになるということにほかなりません。

第４講

ホスピス緩和ケアをどう支えるか

紀伊國献三

国の施策

きいくに・けんぞう▶笹川記念保健協力財団理事長、笹川医学医療研究財団専務理事。1957年、国際基督教大学卒業。61年、ノースウエスタン大学大学院修了、同年、厚生省病院管理研究所研究員。70年、ミズーリ大学客員教授。77年、筑波大学社会医学系教授。93年東京女子医科大学客員教授。97年、国際医療福祉大学医療福祉学部学部長。2000年より現職。

最近、日本人の出生率というのが話題になりました。ご存じの方もいると思いますが、今、日本人の出生率はどれくらいでしょうか？　君はどう？　知ってるかな？

学生――……わかりません。

正確には合計特殊出生率と言って、出生可能な年齢層のなかで何人の子どもが生まれるかということなのですが、それが一九九七年に一・三九というとても低い数字になったので、「一・三九ショック」などと報道されました。それで子育て支援を担当する大臣までできているわけです。それでは次の質問。日本人の死亡率は、上がっているか下がっているか。

学生――上がっている。

うーん、間違いです。これは引っかけ問題。日本人の死亡率は、昔から一〇〇パーセントです、全然変わりません。そうでしょう？　ということは、我々は必ず死ぬということですね。ではそのなかで、死亡の原因で一番多いのは何ですか？

学生――がんのですか？

そう、がんの死亡が一番多い。がんで年間何人くらいが亡くなっているでしょうか？

学生――一〇〇万人。

それはちょっと多過ぎるよ。

学生――三〇万人。

すいぶん違うね、三分の一に値切ったね（笑）。そう、三三万人ががんで亡くなっていると言われているわけです。がんによる死亡は増えていますか、減っていますか？

学生――増えている。

増えている。なぜですか？

学生――長生きになったから……。

そうなのです。昔はもっと早く、別の病気、さまざまな感染症などで亡くなる人が多かったのです。ところが、医療の進歩で治る病気が増えて、長生きをするようになり、がんの死亡が増加しているわけです。がんのなかでは、何が一番多くなっているか、知っている？　日本人のがんで最も多いのは胃がんです。私も胃がんを患いました。がんクラブのメンバーというわけですね。しかし幸いなことに内視鏡の手術で取っていただくことができたので、今は大丈夫です。もちろん、再発の可能性はありますけれども……。

さて、がんによる死が増えているという状況のなかで、これから我々が考えるホスピス緩和ケアという問題が出てきたわけであります。

1　医療の現状と日本のホスピス運動

これまでの講義で、ホスピスの説明もさまざまにあったと思いますが、語源からいうと、ホスピス(hospice)というのは病院《ホスピタル》(hospital)とかホスピタリティ(hospitality)という言葉と同じ語源の言葉です。ホスピタリティというと、「もてなす」という意味ですね。ところが、皆さんのなかで、病院に入院したことのある人、いますか？　どうでしょう。病院に行って、もてなされたという感じを持ちましたか？

学生──ないです。

ないですね。そうなんです。というのは、日本の医療は今、崩壊の危機に瀕していると言われるくらい、大変な状況にあるのです。『医療崩壊』という本をご存じでしょうか。虎ノ門病院の現職の医師が書かれた本ですが、日本の大病院の問題点が具体的に説明されています（小松秀樹著、朝日新聞社、二〇〇六年）。

今、日本の医師、特に勤務医はストレスが非常に多い状況に置かれているのです。あまりにも過酷な労働のために、もっと楽な仕事をということで、病院勤務をやめて、診療所を開業する医師が増えている。小松先生はこれを「立ち去り型サボタージュ」と呼んでいますが、勤務医を嫌がる医師が増えているわけです。今の勤務医の一週の勤務時間というのは、平均してどれくらいあると思いますか？　これは東大病院の例ですけれども、一週平均、六八時間勤務だそうです。

看護師の場合は、三交代あるいは二交代勤務というのが病院では一般的です。やはり二四時間続けて働くわけにはいかないでしょう。だから、八時間三交代か、一二時間二交代という勤務形態があります。ところが医師の場合、二交代あるいは三交代の勤務というのはないのです。今、救急の場合にはそういう交代制勤務を実行すべきであるという気運が少しずつ高まっていますが、現在のところは行われていない。そうなると、連続して三六時間勤務というのが現実としてある。というのは、当直というのがあって、医療法という法律では、病院は医師に当直させなければならないと規定しているからです。

ところで、少し話がそれますが、病院と診療所の違いというのは知っていますよね。医学部の人、看護学部の人でもいいですが、病院と診療所はどう違うか、知っていますか？

我が国には、病院と診療所には明確な違いがあります。「ちょっと風邪を引いたから、今日、病院に行ってきました」と言いますね。実際に行ったのは診療所でも、そういうふうに言う。あるいは

「病院長が脱税」なんて言いかたもされる。でも、病院と診療所というのは明確に違うものなのです。すなわち、病院は二〇床以上のベッドを持つ施設であり、患者さん一人あたり何人の医師と看護師が必要、というさまざまな規定があります。一方、診療所というのは一九ベッドまでは持つことができますが、患者さん一人あたりの医師の数といった規定はないのです。そういう違いを、大部分の人は知らないわけで、これも一つ困ったことではあります。

医師不足と働き過ぎの問題

それで、病院の場合ですが、医師には当直をさせなければならないと法律で規定されています。しかし〝当直〟というのは、本来、労働基準法では〝留守番行為〟にあたるものなのです。そこに居るけれども、何かあったときに留守番としてやることだから、〝本来業務〟ではないと労働基準法では言っています。ところが病院の場合には、当直をするということは、救急患者があれば診察をするということです。たくさんの救急患者に対応しているうちに時間が過ぎて、家に戻って休めるかといったら休む時間がない。そのまま診療を続ける、手術もする。皆さん、徹夜をしたことがあるでしょう。私は昨日よく眠れなかったのですが、それで今日はなんとなく頭がぼーっとしています。そういう人が手術をしていたら、どういう事故が起こるかわかりませんね。

ところが日本では、そんな状況でも、三交代あるいは二交代の医師を置いている病院はまずありません。看護師は交代制の勤務をしているのに、ではなぜ、医師は交代制にしないのか。なぜでしょう。お金です。病院経営の問題として、看護師を三交代にすればお金が来るのです。ところが医師の場合には、三交代にしようがしまいが、お金は、診察料は同じなのです。それに、そもそも医師が不足しているという問題もあります。

この医師不足という問題について、今度の内閣が初めて公式に認めました。私もこれまでにいろいろな場で、医師の数について議論をしたことがありますけれども、日本の医師の数は、人口一〇万あたり二〇〇人というラインは超えたのですけれども、OECD諸国の平均二七〇に比べるとまだまだ少ない。もっと増やさないといけないというわけです（OECD＝経済協力開発機構。EU加盟国に日本、アメリカなどが加盟）。

ところが厚生労働省はこれまで、医師は不足していないと言い続けてきました。なぜでしょう。これもお金です。医師を増やしたら医療費が増えてしまうので、医師は増やさないという基本姿勢があったのです。我が国には八〇の医科大学、正確に言うと七九の医科大学と一つの医科大学校（防衛医科大学校）の合計八〇がありますが、かつては入学定員は八、三五〇人だったのが、今は七、七〇〇人になっています。これは世界的に見ても非常に少ない。だから、今年から初めて、医師を増やそうということになりました。

付け加えますと、医師不足のほかに、医師数の地域格差という問題もあります。東京、大阪など大都市圏にはたくさん医師が集まるけれど、地方では医師が不足しているという問題です。そのために自治医科大学というものがあるわけですが、このあたりも大きな問題です。

ホスピスの始まり

さて、ホスピスに話を戻しましょう。ホスピスというのは、「もてなす」という意味を含んだ言葉です。ヨーロッパで、四世紀頃から始まったものですが、各地にあるキリスト教の聖地を目指して巡礼の人が旅をする。日本でも、今でも四国ではお遍路さんというのがありますが、そういう巡礼者の疲れを癒す、もてなしのことを言いました。お遍路さんは実は、ハンセン病の患者さんが多かったのですが、そういう人たちをねんごろにもてなすという精神が、ホスピスの語源であると言われています。

ですから、もともと「ホスピタル」というのは死にゆく場所だったのです。パリに行った人がいるかもしれませんが、有名なノートルダム寺院の隣に「神の家《オテル・デュー》」という非常に古い病院があります。そこがまさに死にゆく人の場所だったわけです。お金のある人は自分の家で死ぬことができたけれども、お金のない人はそういうところに行って亡くなっていたという事情もあります。

アイルランドの中心都市ダブリンで、「治療不可能な死にゆく病人に慰めと安らぎを」というテーマを掲げて、一八七九年に、聖母ホスピス（Our Lady's Hospice）という施設ができました。アイルランドはイギリスに占領されたために、長い間抑圧されていた歴史があります。抑圧された人、貧しい人に対して安らぎを与える場所として生まれた。この精神はやはり忘れてはならないわけです。ホスピスの本当のねらいとは、やはり、社会のなかで困っている人に対して安らぎを与えるということですし、それを今後も忘れずにいなければならないだろうと思います。

近代的な意味でのホスピスの始まりは、シシリー・ソンダースさんという人が一九六七年に創立した聖クリストファー病院だと言われています。なぜ、聖クリストファー（St. Christopher）という名前がついているのでしょうか？　クリストファーとは「キリストを背負う者」という意味です。聖書の物語で、幼子であったキリストを背負って川を渡ったというのが語源です。ヨーロッパに行くと、キリスト・イエスを背負って川を渡る絵がいろいろなところで描かれています。そのように病む人を背負っていこうという精神が背景にあるわけです。

同じころ、一九六九年に、エリザベス・キューブラー＝ロスというアメリカ人の精神科医が、のちに『死ぬ瞬間』と訳されて日本でも出版された本を出しました。それまでの医学あるいは看護学というものは、死という、人間にとって避けることのできないものに対して、医学および看護の敗北ととらえていたわけです。しかし、そうではないのではないかという気運が起こって、一九七七年、日本でも死の臨床研究会というものが生まれました。この年は、日本において初めて、自宅で亡くなる人の数より、病院で死亡する人の数が上回った年です。それまでは自宅で亡くなる人が多かったのです。ところが、病院における死亡が次第に多くなって、現在では実に八五パーセントの人が病院で亡くなっている。

しかし、いろいろな世論調査を見ますと、人口の七〇パーセント以上の人は、実は、畳のうえで死にたい、つまり自宅で死にたいと希望しているのです。にもかかわらず八五パーセントの人が病院で亡くなっているという現実は、おかしいのではないかという気運が起こってきたわけです。

日本のホスピス運動とＷＨＯの最初の定義

日本のホスピスは、一九八一年に聖隷《せいれい》三方原《みかたはら》病院という浜松の病院で最初にスタートしました。長谷川保という人が三方原病院の一角につくられたのが日本最初のホスピスと言われています。一九八四年には、大阪の淀川キリスト教病院でもホスピスが始まりました。

ホスピスと聞いて多くの人がどういうイメージを持つかというと、がんで死ぬ場所であるというイメージが強い。そこでこのごろは、ホスピスという言葉より、つらい症状を緩和するという意味で、緩和ケア（palliative care）という言葉が使われるようになりました。これはカナダで生まれた言葉と言われていますが、一九八九年、ＷＨＯが最初に「緩和ケア」を定義したときには、このように言われていました（その後、二〇〇二年に改定。一七頁参照）。

> 緩和ケアとは、治癒を目的にした治療に反応しなくなった患者に対する積極的で全人的なケアである。痛みやその他の症状のコントロール、精神的、社会的そしてスピリチュアルな問題の解決が最も重要な課題となる。緩和ケアの目標は、患者と家族にとってできる限り可能な最高のＱＯＬ（クオリティ・オブ・ライフ）を実現することである。緩和ケアは疾患の初期段階においても、がん治療の過程においても適用される。

ここで重要なことは、第一に、「治癒を目的とした治療に反応しなくなった患者」を対象とすると定義されていることで、がんだけではないということです。日本の緩和ケアは、がんを中心として発展してきましたが、それ以外の難病もたくさんあって、そういうものに対するケアであると考えなければいけないということです。

第二に、緩和ケアというとどうしても、受け身なイメージ、何もできなくなって死を待つ場所であるという消極的なイメージを持たれがちですが、もっと「積極的な」、やることがたくさんあるというイメージを強く持つ必要があるということです。

第三は、「全人的なケア」であるという点です。これは耳の痛い言葉ですね。現在は、医療が極端に専門化されていて、医師はみな専門医を目指して勉強していますし、このごろは看護師も専門性を持つようになってきました。しかし専門性は、別な見方をすれば、一人の人間の頭の容量には限界があるから、一部門だけを担当しますという考えかたなのです。昔、聖徳太子は何人かの人の話を同時に聞くことができたという。しかし、現代の我々は、案外、一対一でもコミュニケーションがとれていないかもしれない。専門性ももちろん大事ではあるけれども、同時に、患者さんをそれぞれ固有な人格を持った人として、全人的に接する必要があるだろうということです。

緩和ケアの重点は、「治癒を目的とした治療」ではなく、「痛みやその他の症状のコントロール」となります。がんというのは非常な痛みを伴うもので、それにまず対応しなければならない。その痛みとは、物理的な痛みだけではありません。

皆さんは、WHOが一九四八年に行った「健康」の定義をご存じですか?

「健康とは、単なる肉体的な健康ばかりではなく、精神的・社会的なウェルビーイングな状態である」と言っています。ＷＨＯは最近、それに加えて、「スピリチュアルな（霊的な）健康」というものも、健康の定義に入れようとしました。しかし、霊的な健康とはなんぞやということで、いろいろと宗教との関わりがあるために、現在のところはまだ「スピリチュアルな健康」は定義には含まれておりません。ただし緩和ケアの定義では、「スピリチュアルな問題の解決が重要な課題となる」と踏み込んだ記述をしています。

緩和ケアの目標は、患者ばかりではありません。患者の家族も視野に入れて、もう治るということはないけれども、それを直視したうえで、その人々のクオリティ・オブ・ライフ（生活の質）をできるかぎり高いものにする、あるいは少なくともこれ以上は下がらなくても済む、そういう方法を考えるわけです。

2　がん対策基本法と基本計画

ＷＨＯのこの定義の最後に、「緩和ケアは、疾患の初期段階においても、がん治療の過程においても適用される」とあります。

二〇〇七年の四月に、がん対策基本法という法律ができました。今後、日本において、がんの死亡を二〇パーセント減らしましょうという目標を掲げた画期的なものです。がんは生活習慣病であると言われていますので、さまざまな予防法によってがんによる死亡を減らそうということで、平成一九

（二〇〇七）年度から平成二三（二〇一一）年度までの五年間を対象として、がん対策推進基本計画を推進することになりました。その計画の一つの大きな目玉と言うべきものは、疾病の当初から緩和ケアをスムーズに実行すべきと盛り込まれたことです。そのために、がんに対応するすべての医師が、緩和ケアについての知識・技術を習得する必要があるとうたっています。これは緩和ケアの歴史において画期的なことでした。

緩和ケアの考えかたの転換

緩和ケアとは、もう死ぬ直前、対応策がなくなったところから始まるのではなく、疾病の最初の段階から始まらなければならない。これはとても大事なことです。これまでは、ホスピスというのはもう何の手だてもなくなって仕方がないから行く、ほかに行くところがないから行くという、死にゆく場所だった。しかしこれからは、がんに限らずすべての疾病について最初から緩和ケアが導入される。つまり、医療の基本は緩和ケアにあるという方向に向かいつつあるわけです。

ここで、全米ホスピス協会のホスピスの定義を見てみたいと思います。

ホスピスとは、死にゆく人とその家族に対して、身体的、精神的、社会的、スピリチュアル（霊的）ケアを、在宅と入院の両方の場面で提供する、緩和サービスと支援サービスの調和のとれたプログラムである。さまざまな専門家とボランティアが多職種の医療チームを構成してサービスにあたる。患者の死後、遺族に対して死別後の援助を行う。

ここで大切なことは、ホスピスとは、緩和サービスと支援サービス（supportive service）の二つが調和しているプログラムだとうたわれていることです。専門職の人々とボランティアが一緒になって提供するサービスであり、そういう支援的なサービスも含んだものであるというわけです。

そしてもう一つ大切な点は、「在宅と入院の両方の場面で提供する」サービスであるということです。日本ではこれまで、在宅という視点が軽視されてきました。ホスピスというのは施設である、場所であるという考えかたが、少し強過ぎたかもしれません。イギリスでもホスピスは施設から始まったのですが、一方アメリカでは、さまざまな理由から、在宅サービスが非常に強いということがありました。ですから、アメリカにおける定義では、ここが強調されているわけです。

もう一つ、多職種の医療チームという言葉が出てきています。チーム医療とはよく言われますが、医療というのは決して、医師と看護師だけで行えるものではありません。リハビリテーションに関わる専門職や、ソーシャルワーカーなど、いろいろな職種が協働して医療を行っているということを考慮しなければならない。さらに、患者の死後、遺族に対してもサービスを行うことも大事なことであると言っています。

医療保険に組み込まれた緩和ケア病棟入院料

さて、我が国の緩和ケアの歴史にとって、もう一つの画期的な出来事についてお話ししたいと思います。それは、一九九〇年に、我が国の医療保険が、緩和ケア病棟入院料というのを設定したことです。

これがなぜ画期的な意味をもつかというと、我が国の医療保険の給付は、治療を目的としていたからです。

医療保険のなかに健康保険というのがありますね。健康保険というからには、本来ならば、健康についての保険であるべきです。ところが、健康のために行われている、例えば人間ドックといったものは、医療保険の対象に入っていないのです。予防を目的としたものは、給付の対象ではないわけですね。

ところが、一九九〇年に初めて、緩和ケアについて、医療保険からお金を払いましょうという決断がなされた。当時、私は厚生省の病院管理研究所から筑波大学に移っておりましたが、そのときの厚生省医務局（現在は医政局）の方に会ったとき、「先生、我々は初めてホスピスにお金を出すことにしました。これは我が国の健康保険にとっては画期的なことです」と話しておられたのが記憶に残っています。

これまで健康保険は、治すことを目的にした治療をすることを前提にしていました。しかしそのときに初めて、人間は死ぬべき運命であり、治療を目的としないケアに対しても医療給付が必要なのだということを認めたわけです。治療志向からの転換、キュア（治すこと）からケアへという大きな転換がなされたのです。

こうして初めて、緩和ケア病棟入院料というのができたのが、一九九〇年のことです。

先に触れたとおり、淀川キリスト教病院は六年前の一九八四年、聖隷三方原病院は九年前の一九八一年から緩和ケアを実行していたわけですが、一九九〇年までは、お金は入院料以外は入らなかったのです。治る見込みのない患者さんに対しては、今までのような治療はやめよう、そういった方々に対しては、医師や看護師ができるだけベッドサイドに座って、話を聞き、手を握って、安心を与えることをケアの重点としよう。

しかし、検査もしない、点滴もしないということになると、病院の収入としては入院料しか入ってこない。大赤字だったわけです。それでも実行したということは、やはり大変な勇気を必要とすることだったと思います。そういう先駆的な試みが評価されて、一九九〇年に初めて、健康保険から、一日二万五、〇〇〇円という緩和ケア病棟入院料が支給されることになったわけです。

ただし、そのための施設の基準として、次のようないろいろな条件がついております。

（1）末期がんとエイズ（AIDS）を対象とする
（2）看護師は患者さん一・五名に対して一名を配する。夜勤は必ず複数にする
（3）医師が常勤しなければならない
（4）一ベッドあたり八平方メートル以上

（5）家族の控室があること
（6）差額ベッド費のかかる個室は、総ベッド数の五〇パーセントを上限とする
（7）日本医療機能評価機構（またはＩＳＯ）の認定

（4）について補足しますと、我が国の病院は、現在では一ベッドあたり六・四平方メートルでつくることができます。医療法ができた当初は一ベッドあたり四・三平方メートルで良かったのですが、次第に、より広いスペースが求められるようになりました。けれど緩和ケア病棟は、それよりもさらに広い八平方メートル以上というスペースを求められているわけです。

（6）については、緩和ケア病棟ではできるだけ個室が望ましいけれども、経済的な負担も考えて、半分は差額ベッド費のかからない病室を置くようにということです。

最後の（7）の問題については、のちほど触れましょう。

さて、このような条件がつきますと、一日二万五、〇〇〇円でも、実はまだ赤字になってしまうのです。しかし厚生省は、ともかくも緩和ケアが重要であると認め、一日二万五、〇〇〇円の「包括払い」としました。普通は、検査をしたからいくらかかり、薬を処方すればいくら、リハビリをしたからいくらという、出来高払い制による支払いです。しかし緩和ケア病棟の場合はそうではなく、包括払いとしたわけです。

緩和ケア病棟入院料はその後、およそ二年に一回行われる診療報酬の改定によって見直され、現在では一日三万七、八〇〇円となっています。

苦しい病院経営とケアの質の評価

先ほど言ったように、「医療崩壊」と言われるくらい、今、日本の病院は非常に経営的に苦しい。自治体の病院、公立の病院の実に八割は、医業収益で医業費用を賄うことができないと言われています。また、医療経済実態調査というものによると、我が国の病院の全体を見ても、黒字になっている病院は減りつつある状況です。我が国の病院では、一人の患者さんが入院したら一日あたりどれくらいの収入があるかというと、平均しておよそ二万八、〇〇〇円くらいです。これは、慢性疾患の患者さんも含めた数字です。

そうなると、緩和ケア病棟入院料の一日三万七、八〇〇円というのは、病院の経営者にとっては、ある意味でとても魅力的なものになってきます。以前は、緩和ケア病棟の承認は厚生省の管轄だったのですが、現在は地方分権の流れのなかで、条件を備えれば各都道府県が認可するという形になってきました。

今、ご承知のとおり「療養病床」が三八万床あるのを、ゆくゆくは一五万床まで減らすという動きがあって、病院経営はますます苦しい時代に入っています。極端に言うと、条件さえクリアすれば一日三万七、八〇〇円の収入が見込める、それは病院経営にとって非常に魅力的だと考える経営者がいないわけではないのです。

緩和ケアを実践している病院は、一九八四年にはわずか二つしかなかったのに、各都道府県が認可することになってから、緩和ケア病棟入院基本料を算定する病院がどんどん増えました。二〇〇七年八月の時点で、全国で一七四施設という具合に、大幅に増えたわけです。

そういった問題に対処するために、つまり、名前だけ緩和ケアを掲げているような病院では困るということから、緩和ケアの質の評価を行うことが大切であるという気運も生まれました。先ほど、緩和ケア病棟の施設基準というのを紹介しましたが（一〇六〜七頁）、その（7）にある、日本医療機能評価機構（またはＩＳＯ）という評価機構の認定が必要だということになったわけです。

この日本医療機能評価機構というのは、第三者の視点から、その病院が適切な病院であるかどうかを認定する機関です。認定のためにはもちろんいろいろな条件があり、担当者が実際に視察に行き、しかも一回だけではなくて五年ごとに認定を改めて受けなければなりません。

現在、我が国には約九、〇〇〇の病院がありますが、そのうち二、三〇〇ほどが日本医療機能評価機構の認定を受けております。ですから最近、病院の広告を見ると、まず日本医療機能評価機構の認定病院であるということが最初に書かれている病院が多くなりました。一応認定を受けたのだから、それほど悪い病院ではありませんよという目安になっているわけです。もちろん、認定をとっていない病院が悪い病院であるということではありません。認定を受けるにはお金がかかりますが、そのお金をかけてでも認定を受けようというのは、質を向上させようという病院側の努力の表れと言えると思います。

3　ますます増える緩和ケアの必要性

がんの死亡は現在、年間三三万人と言われております。そのうちおよそ三パーセントの方が緩和ケア病棟で亡くなっている。しかし外国では、例えば、淀川キリスト教病院におられて、現在は名古屋のある大学の学長をしておられる柏木哲夫先生によりますと、シンガポールではがん死亡の三〇パーセントがホスピスで亡くなられているということです。それに比べますと、我が国の緩和ケアはまだまだ、必要性が多くあるということです。また、先に触れたとおり、がん治療の最初の段階から導入されるべきとなれば、緩和ケアの必要性はますます増えてくるはずです。

ちなみに、緩和ケアについては、病院の一角を緩和ケア病棟にすることからスタートしたのですが、独立型のホスピスを最初につくったのが、日野原重明先生です。神奈川県平塚市にあるピースハウス病院が日本初の独立型ホスピスで、その後も少しずつ独立型のものが増えてきました。

独立型と、一般病棟のなかにあるタイプと、これは一長一短があります。独立型のホスピスの場合は、ピースハウス病院のように、自然環境が良く、安らげる雰囲気があって、同志的なつながりが生まれやすいという利点もあるでしょう。一方、一般病院のなかにある緩和ケア病棟の場合は、切れ目のない、スムーズな移動ができる（シームレスケアと言いますが）という利点があります。

さて、我が国にある九、〇〇〇の病院のなかで、緩和ケア病棟のある病院は、わずかに一七四しかありません。大部分の病院では、病棟という形では緩和ケアが行われていないのです。

そこで、一般病棟のなかで緩和ケアをもっと普及するためにと考えだされたのが、緩和ケア診療加算というものです。これは二〇〇二年に始まりました。他職種のチームをつくり、一般病棟の患者さんを緩和ケアチームのメンバーが訪問して、ケアを行う。それを促進するために、このような制度が生まれたわけです。

緩和ケア診療加算のためには、このような条件がついております。

（1）身体症状の緩和を担当する常勤医師を置くこと
（2）精神症状の緩和を担当する常勤医師を置くこと
（3）緩和ケアの経験を有する常勤看護師を置くこと
（4）カンファレンスを週一回行う
　組織として緩和ケアの位置づけを行い、それを院内に掲示すること

（1）の身体症状の緩和を担当する医師、これは内科医を置くことが多いですね。（2）精神症状の緩和を担当する医師、ここがなかなか難しいのです。精神科医を常勤で置かなければならないわけで、この点がネックになって、一般病棟内の緩和ケア診療がなかなか進まない原因にもなっているわけです。

それから、（3）緩和ケアの経験のある看護師については、私どもの笹川医学医療研究財団で、緩和ケアの看護師の教育・訓練の支援を行っています。これはやはり大事なことです。緩和ケアの中心

は、治療というよりケアであります。そうなると、患者さんにもっとも日常的に接している看護師の重要性が非常に大きくなるのです。

このように、この四つの条件を満たしていれば、一回二、五〇〇円の診療報酬が医療保険から支払われるという仕組みになっています。

ホスピス緩和ケアの人材育成

先ほども申しましたが、二〇〇七年にがん対策基本法ができ、その規定に基づくがん対策推進基本計画というものができました。それに伴って、全国どこでも質の高いがん医療を提供することができるようにということで、がん診療連携拠点病院というものができたわけです。これは全国に二八六あります。そこがそのなかに緩和ケア診療チームがいるところが、約八〇しかありません。これをもっと拡大していく必要があります。

そこで重要になってくるのは、ホスピス緩和ケアを行うことのできる人材を育成することです。

(1) 医師

まず、ホスピス緩和ケアに従事する医師の育成、これが大きな課題です。今日は、医学部の学生さんがたくさんいるということを聞いて大変安心いたしました。今後は医学教育のなかで、緩和ケアについての十分な知識・技術をもっと身につけていく必要があります。あるいは、アンダーグラデュエート（卒前）の医学教育のなかでも、緩和ケアを扱っているところはまだ非常に少ないのです。そういった意味では、千葉大学のこの連続講義の試みは大変有効だと思います。

医師を目指す人は、大学卒業後、国家試験を通過したあと、二年間の研修が義務づけられていますね。この研修医の段階においても、緩和ケアの実習がもっとあってもいい。二年間の研修生活のあと、後期研修においても同様です。緩和ケアの専門医の育成ということも、もっと考えてもいいだろうと思います。

（2）看護師

しかし、緩和ケアの中心は、なんといっても看護師さんです。先に触れたとおり、緩和ケア病棟では、患者一・五名あたり一名の看護師を置き、しかも複数の夜勤を義務づけています。その背景には、ケアの中心的な役割を果たすのは看護師であるという基本姿勢があるのです。しかし、その看護師さんの教育が十分かといったら、決して十分ではありません。

現在、日本看護協会を中心に、認定看護師制度というのが始まっております。ある特定の看護分野で、熟練した看護技術・知識でもって、水準の高い看護実践のできる人ということで、認定看護分野として、がんの化学療法とか疼痛管理、感染管理、小児救急と並んで、緩和ケアが挙げられています。現在では、日本看護協会や看護系の大学でそういう訓練をしておりまして、日本財団が補助をしております。現在、相当数の人が学んでいますけれども、これについてもまだまだ不十分でしょう。

そのほかにも、緩和ケアについての実習を少なくともしたことのある人、緩和ケアで十分な経験を積んだ看護師さんが、これから必要とされるようになってくるでしょう。

(3) ソーシャルワーカー、カウンセラー、宗教家

日本緩和ケア病棟協議会というのがありますが、その調査によりますと、現在、緩和ケア病棟入院料を算定している施設の二四パーセントしか、ソーシャルワーカーがいないということです。これにはさまざまな理由があって、なかなか難しい問題であります。

医師や看護師については一定の人数の規定があって、その条件を満たせば、健康保険から緩和ケア病棟入院料として一日三万七、八〇〇円が給付されます。ところがソーシャルワーカーやカウンセラーについては、置かなければならないという規定がない。置いても置かなくても三万七、八〇〇円という金額は変わらないのです。そうすると経営の苦しいところでは、ソーシャルワーカーを置かないということになります。しかし実際の病棟では、ソーシャルワーカーは必須なのです。

さまざまな相談に応じるカウンセラー、これも大切な役割を担っています。患者さんとその家族はさまざまな不安や心配事をかかえているわけですが、その相談にのってカウンセリングをする人が六パーセントしかいないということは、大変問題です。

精神的な支えは、実は、看護師さんをはじめ医療者にも必要なのです。一般病棟よりも、患者さんの死を経験する頻度は当然高いわけで、それは医師、看護師にとっても非常なストレスになります。

宗教家(チャプレン)については、緩和ケアにおいてはスピリチュアル・ケアが重視されるということで、これも大切な役割ですが、これもいろいろな問題をはらんでおりますので、導入がなかなか難

しいという現状があります。

(4) PT、OT、NST

PTというのはわかりますね、理学療法士です(Physical Therapist)。そしてOT(作業療法士Occupational Therapist)。こういった専門職もまた緩和ケアに必要とされる人材です。NSTというのは栄養士さんのサポートチームのことです(Nutrition Support Team)。言うまでもなく、食事は大変大切なもので、患者さんが最後まで口から食事をとることができる、そのサポートも含めて、栄養士さんがチームのなかに入っていなければなりません。

(5) ボランティアの組織化

緩和ケアにおいて、ボランティアというものが果たす役割は大変大きい。これは医療者が忙しくて人手が足りないという事情ではなくて、特にこれからは、地域のなかでのケアに重点が置かれるようになることから、地域の一般人が緩和ケアチームのなかに入る必要があります。最初にお話をされた山崎章郎先生は、まさにこれからの緩和ケアはコミュニティ・ケアでなければならないという考えをもって、実践されています。皆さん方もぜひ、ボランティアを体験してみてください。ただし、病棟のボランティアというものは、個々人が勝手に動くボランティアであってはならないわけで、組織化されたボランティアであることが重要です。

(6) 遺族のグリーフケア

遺族に対して、グリーフケア、悲嘆のケアということを考えることも大事になってきます。そのケアをになう人材も育成する必要があるでしょう。

これからのホスピス緩和ケア

今後、ホスピス緩和ケアはどのように発展していくのでしょうか。またどのような課題があるでしょうか。

施設からプログラムへ

まず、施設からプログラムへという大きな流れがあります。死にゆく場所ではなくて、治療が十分な効果を発揮できなくなった人に対するケアプログラムそのものが、ホスピス緩和ケアであるという認識が大切です。

そして、がんによる死を支えるという限定された役割ではなくて、すべての人々、すべての病気に適用されるケアであるべきだということです。

ＡＬＳ（筋萎縮性側索硬化症）などの難病の患者さんや、あるいは老衰、そして小児に対するケアも課題です。小児がんというのも少数ではありますが、特有のケアが必要です。特に重要なのは母親に対するケアだそうです。なぜ私のかわいい子どもががんになったのかと、母親が自分を責めてしまう。日本ではまだ、小児ホスピスというものがありません。私どもの財団では二〇〇六年から、小児ホスピスケアの勉強会を始めております。

老衰で亡くなる方について、今、課題になっているのは、最後だけ病院に担ぎ込まれて亡くなるというケースです。柏木哲夫先生はそれを「ぽっと出症候群」と呼んでおられますが、自宅で、畳のうえで死にたいという希望があって、せっかく医療者がその希望に沿って配慮をしているのに、いざ死が近くなったとき、身内の人が地方からぽっと来て、なぜ病院に入らないのか、なぜもっと治療を受けないのかと責めるのだそうです。だから、いよいよ最後というときに病院に担ぎ込まれて、そこで亡くなってしまう。そんなこともあります。

皆さん方はいいけれども、皆さん方のご両親に、私はどんなことがあっても家で死にたい、延命治療はお断りするという希望があるのなら、ぜひ今のうちから、頭のはっきりしているときに、自筆で書いておくように勧めてくださいね。

在宅の重視／一般医療への導入

さて、これからのホスピス緩和ケアは、ますます在宅を重視することになるでしょう。

ただし、これは両刃の剣なのです。実は、厚労省が現在、声高に「在宅、在宅」と言っている最大の理由は、医療費の削減ができるという錯覚があるからなのです。病院の医療費よりは、在宅の医療費のほうが安いのではないか、そういう錯覚があるのですね。

しかし実際には、病院の場合は、言葉は大変悪いのですが〝コンベアベルト〟式のケアができるので、医療費が高くついているように見えるけれども、ある意味で効率的なものとも言えるわけです。ところが在宅のケアの場合は、当然ながら、一軒一軒、事情が違うわけです。そのほうが実は、お金はかかるのです。

二〇〇六年、厚労省は在宅療養支援診療所というものをつくりました。これは全国に九、〇〇〇あります。そのなかの一つの事例なのですが、二四時間の在宅ケアを行って亡くなった方がいて、実に、健康保険で最高の一万点という診療報酬がつきました。一万点というのは一〇万円に相当する点数です。これはもう、史上最高の点数なのです。

在宅医療は、その人にとって最もふさわしい、オーダーメードの医療と言えるかもしれません。そうであれば、お金がかかってもやるべきなのです。しかし、医療費という圧力があるので、これまで病院は、医療費の節約のためにやってきたというのが現状です。

そしてまた、これからはますます、一般医療への緩和ケアの導入が必要とされるようになるでしょう。緩和ケアが目指すのは、すべての医療に安らぎを与えることとも言えるかもしれません。

プログラムの拡大と質の評価

緩和ケアのプログラムはよりいっそうの拡大が望まれます。しかし一方で、先にも触れたように、そこで行われるケアの質を問う、質の評価が重要になってくるでしょう。そのためには、ある種のガイドライン、標準医療が意味をもつようになると思われます。

全人的医療への道

一人一人の尊厳ある生を支える医療、まさに、全人的なアプローチがますます重視されるなかで、ホスピス緩和ケアの果たす役割は非常に大きいと思われます。患者さんを、疾病の臓器の集合体として見るのではなくて、一人一人異なる人格をもつ人間として見る、そういう全人的医療への道の第一歩と言えるかもしれません。

第5講

在宅緩和ケア　実践と課題

岡部　健

在宅への転換

おかべ・たけし▶医師。岡部医院院長。1978年、東北大学医学部卒。静岡県立総合病院呼吸器外科医長、宮城県立成人病センター呼吸器科医長を歴任、97年、医療法人社団爽秋会岡部医院を開業（宮城県名取市。現在、爽秋会運営の診療所はほかに福島県にふくしま在宅緩和ケアクリニックがある）。論文「地域における緩和ケア提供体制を変える」『緩和ケア』第16巻6号（2006）、「在宅ホスピスケアの現状と支えるべき患者家族不安」『分子精神医学』第6巻4号（2006）

今日は、在宅緩和ケアをテーマに、大きく分けて三つのことをお話しできたらと思っています。一つは、私自身がなぜ在宅緩和ケアという方向に進んできたかということ。そして在宅ケアのシステムをどうやってつくってきたか。三つめは、今、国が法律をつくって在宅緩和ケアを普及させようという方向性にありますので、そのなかで何が問題点となっていて、どのようにその問題点を解きほぐして在宅緩和ケアを普及させていくかということ、この三つをお話ししましょう。

1 病院での治療から在宅のケアへ

私はもともと呼吸器外科、肺がんの外科手術が専門で、患者さんを治すことを中心にした治療医として、二〇年ばかりやってきました。

宮城県立がんセンターという病院で肺がんの治療に取り組んでいたとき、麻酔科に山室誠先生という方がいて（元・東北大緩和ケアセンター教授）、在宅で最後を過ごしたいという患者さんがいたら一緒に診ていかないかと話をして、はじめは軽い気持ちで始めたのです。そのなかに、一例、私の考えかたに影響を与えていった患者さんがおりました。

その方は、がんセンターができる前、成人病センターという病院にいたときに私自身が執刀した患者さんだったのですが、とても若くて、二八歳の肺がんの方でした。切除手術をした段階で、気管支の分岐部のところにある腺がんのリンパ腺がどうやってもとれず残ってしまった、つまり治癒切除ができなかったので、それからあとは外来で、経過を診させていただいていた患者さんです。比較的ゆっくり進行するタイプの腺がんで、二年くらいは外来で治療を受けておられたのですが、がんセンターができたころに、気管分岐部に取り残したがんが大きくなって息が苦しくなる状況になって、入院して放射線治療をすることになりました。

病院とは違う患者さんの姿

気管分岐部の狭窄はなんとか楽になりましたが、念のためと思ってやった頭の検査で、脳に転移が広がっていることがわかりました。十何年前のことで、まだ患者さんに告知をするという習慣、きちんと話したうえでどういう治療をするか選択するということが行われていなかった時代です。がんという名前は言わないで、ほかの、偽の病名を使いながら治療をしていくという時代でありました。

そのときは、旦那さんだけにお話ししたのです。実は、気管分岐部の治療はそれなりにうまくいったのだけれど、頭のほうに転移してしまっている、早晩、そちらが進行して難しい状況になるでしょう、と。そうしたら、翌日だったか、患者さんのほうから、ちょっと血相を変えた様子で訴えられました。「先生、旦那に何か言ったでしょう。旦那の態度がおかしい。旦那だけに言うのはやめてください。周りの人間の言葉が信じられなくなるほどつらいことはない。だから、きちんと私の前で、旦那と一緒に説明してください」。そう言われて、お伝えしたのです。

そのときの患者さんの様子は、今でも思い出すのですが、告知した瞬間に、表情がむしろ明るくなっていった。人間というものはやはり、人と人のつながりが信じられなくなることほどつらいことはないのだな、ということを経験させてもらったと思います。

それで、旦那さんと患者さんとお二人合わせて、今後どうするかという話になりました。病院でそのまま治療を続けるのか。治らないとしても、例えば、頭に放射線治療をするのか、それとも無治療のまま経過を見るのか。すると患者さんは即座に、「うちに帰ります」と言われました。ついては「今まで診てきてあなたがこういう話をしたんだから、責任もって最後までうちで看とってくれ」と。ここから在宅が始まったのです、実は。

二〇年近く外科医としての生活を送っておりましたので、がんの患者さんが亡くなっていく場面にはたくさん出会ってきました。ところが在宅でその患者さんを診ていくなかで、病院のなかでの姿、だんだん気持ちが衰え、意欲がなくなって亡くなっていく姿とはまったく違う、ということに気がつきました。

その患者さんは最後のころ、脳腫瘍が進行して失明してしまったのですが、そのころに「うちに帰っていて本当に良かった」と言われました。「どうして?」と聞いたら、病院にいたら、きっと怖くて仕方がなかっただろうと言うんです。医者とか看護師とか専門の人はいるけれど、結局みんな他人だと。夜中に看護師が巡回して脈をとる、それはまったく知らない人に触られることだから、怖いだけだ。自宅にいればそういう怖さはないし、目が見えなくても家のなかのことは大体わかる。実際に、小さいお子さんたちが他の部屋でばたばた騒いでいると、大きな声で叱ったりしていました。「今、子どもたちが何をやっているかわかるの？」と聞くと、音を聞けばどこで何をやっているか、手にとるようにわかると言われましてね。

病院死、三段階死亡説

その患者さんを看とってから、病院で亡くなっていく人のことをよくよく考えたとき、病院というところでは、人はおそらく三回くらい死ななきゃいかんのではないかと思うようになりました。病院死、三段階死亡説というものです。

病院に入院する、するともうその段階で、社会的なつながりが切れてしまう。ご家族から引き離され、会社や今まで属していた組織からも切られ、住んでいた地域、ご近所さんや何かの付き合いもなくなって、病人としての生活が始まる。いわゆる「社会的な死」を経験するわけです。そうやって、人とのつながりが失われたなかで、病気と対峙しなければいけない。それはやはりつらい環境ではないでしょうか？

そうしてまた、病院では、周りで亡くなっていく人を見続けるわけですね。自分の番はいつだろうなんて考えながら、死を待っているような時間が過ぎてゆく。精神的に参ってしまうのはあたりまえです。たいていの病院では、最後に危なくなってくると個室に入ってもらうわけですが、すると、もうおしまいだと、生き続けようという意欲や希望そのものを失ってしまう。つまり「精神的な死」を経験するわけです。

社会的に死んで精神的に死んで、最後に心臓がとまって、身体的に亡くなる。病院死というのは、三回死ななきゃいかんのだなという思いが強くなりました。

しかし在宅では、社会的な死も精神的な死もないのです。ご近所とのつながりも残っているし、なによりもご家族とのつながりがある。日常の暮らしが続いていて、医者は「もう危ない、近いうちに死ぬ」と言っているけれども、子供たちはいつものように元気にしているし、旦那もいつもどおりご飯を食べて出勤していった。淡々と、日常の暮らしが続くなかで、あれ、もう危ないのかなという感じになって、すーっと亡くなっていく。在宅で看とるということは、病院とは違って、日常生活の延長線上に死がぽっと訪れるというか、日常の暮らしとつながった形の死があるのですね。

〝お迎え〟のこと

病院で看とるときと在宅とで違うことがもう一つあります。死の受けとめかたが、かなり違うのです。在宅で診ていくと、最後の時間に、けっこう、〝お迎え〟が出てきたりすることがあるんです。そんなことは、医学的に言えば「幻覚」「せん妄」としか定義できない体験なのですが、それがかなりリアルな形で現れる。

この患者さんのときも出てきたのですよ。おじいさんが迎えにきた、と。それがはっきり見えると言われました。でも、「子供たちが小さいからまだ迎えに来ないで、まだ行きません、とお断りしました」とおっしゃっていました。

私は二〇年呼吸器外科医をやって、特に肺がんはなかなか治りにくい病気ですから、死亡診断書もずいぶん書いてきました。でも病院のなかで〝お迎え〟がきたという話は聞いたことがありません。ところが宮城県立がんセンターにいたとき、三〇人くらいの患者さんを在宅に戻して看とったのですが、そのうちの十数例でそのような話が出てきたのです。

病院では、そういうことは異常現象で、治療対象になってしまいますね。幻覚・せん妄が出れば、それに対処する薬を出す。ところが在宅の自然な環境のなかでそういう現象とお付き合いしていると、ご家族にとってもご本人にとっても、むしろ死を迎える苦痛を除去してくれるシステムにもなり得るのではないかと思うようになりました。

例えば、自分たちが死ぬときのことを想像してみてください。あなたたちはまだ若いから難しいかもしれないけれど、あなたがたもいつか必ず死ぬわけだよね。いかに若くても、必ず死という時間は訪れる……そのときに、あの世、向こう側の世界が見えている状態で最後の時間を過ごすのと、死んだらどうなるんだろうという不安感を強烈に持ちながら最後の時間を過ごすのと、どちらがいいですか？　良い悪いは別にしても、おそらく、その最後の時間の過ごしかたはかなり違ってくると思いませんか？

もう一例挙げましょう。これは七、八〇歳の患者さんでしたが、往診のときに患者さんが指さして、そこに〝陸奥《むつ》〟に乗っていた兄貴が来ていると言うのです（戦艦陸奥というのが太平洋戦争中に呉で爆沈されています）。「先生見えるかい」と聞かれて、「おれは見えねえ」と。「でも兄貴はここに来てんだよな、何か言いたそうなんだけど、何も言ってくれねえんだよな」とかいうことをしみじみと言うわけです。私とは普通に会話ができているので、精神科の病気といったことが疑われる状況ではありません。ただ、見えている、と。しかし、見えているということを私に言ったときから、その患者さんの死を迎える態度というか精神的な状況が、かなり穏やかなものになりました。

考えてみると、あたりまえのことかもしれません。だって、「あの世」が見えているんですから。あの世が見えてしまった人は、死ぬということは別段、特別なことではなくなって、死んであっち側に行くだけのこと。日常空間のなかで最後の時間を迎えるときには、亡くなる前に、あの世とこの世がつながっているような精神構造、病院での死とまったく違った精神構造になるのではないか、ということにも気づいたわけです。

治らない人はどうなる？

もう一つ、私が在宅での緩和ケアに踏み出すきっかけになったことがあります。

私は以前、肺がんの集団検診なども担当していました。当時は今のように分業になっていませんので、呼吸器外科医が診断から治療まで一貫して担当していたので、私もフィルムを読んで異常陰影を見つけて、気管支鏡などで確定診断をつけ、自分で手術するということをやっていたのです。

ところが、肺がんの集団検診を一所懸命やって、一〇〇人がんを見つけても、手術できるのはその半分くらいでした。見つけた瞬間に、半分の人は治らないわけです。で、手術をして、治るのもまたその半分しかない。すると一〇〇人の患者さんを集団検診で見つけだしても、そのうちの二五人しか治らないということです。

私はそれでつくづく考えました。肺を専門にしている医者は、その二五人の患者さんを根治させる努力はする。肺がん学会、呼吸器学会……いろいろな学会がありましたが、医者側の興味と関心は、その二五人を救う努力にしか行っていない。ところが実際、あとの七五人は治らないわけですね。集団検診でせっかく病気がわかっても、七五人の治らない側のケアをする専門家というのが、当時、まったくいなかったのです。これはちょっと片手落ちじゃないか。治らない側の人たちを最後までケアするということも、医者として、誰かがやっていかなきゃいかん仕事なんじゃないのかと思ったことがありました。

自宅へ戻る患者・家族と約束した三つの条件

そうしているうちに、宮城県立がんセンターで二、三年目に、一度、自分の担当患者を全例、在宅に誘導してみようと思い立ったのです。それまでも、病院からはやってはだめだと言われていたけれど、隠れて、ボランティアで在宅診療をやっていました。その結果、自宅で最後の時間を過ごすのは患者さんにとっていいことではないかと思い始めたので、一年間、すべての患者さんを在宅に戻してみようと思ったわけです。最初は、患者さんも家族も、うちに帰るのは怖いとか、不安だ、心配だ、といろいろなことをおっしゃいました。それで、三つの条件をつけることにしました。

一つは、責任をもって最後まで私が診るということ。在宅であっても、痛みとか苦痛は、病院と同じレベルできちんと対処しますという保証をつけました。

二つめは、社会資源《ソーシャル・リソース》（social resource）に関わることです。訪問看護とか介護とか、患者さんをきちんとお世話できるようなシステムを一緒に用意しますという約束をしました。当時はまだ、介護保険の制度はありませんでしたので、保健所の保健婦さんに頼んでヘルパーさんや看護師を派遣してもらったりしながら、日常的な医療環境、介護環境を整えるということをやりました。

三つめの条件は、どうしても帰りたくなったら、一〇〇パーセント、病院に入院してもらうように手配しますということです。当時は私は病院の勤務医で、入退院の許可権を持っていたからできたのです。もし病院に戻りたいというのだったら、緊急であっても、病院で必ず受けますからと約束しました。

その三つの条件を出して、一年間、全例を在宅に誘導してみました。半分くらい帰ってきちゃうんじゃないかと思っていたら、帰ってこない。難治性疼痛の症状があった一割くらいの患者さんが病院に戻ってきただけで、九割の人は病院に帰りたいとは言わなかった。

それで私が気づいたことは、これはかなりニーズ・ギャップが著しいのだということでした。いくつかの誤解を解いたら、人はやはり、自分のうちで最後の時間を過ごしたいのが本音なんだなということが見えてきたわけです。

2　在宅のケアシステムを模索する

病院という施設のなかにいて人を看とることがあたりまえだと思っていたけれど、患者さんたちの気持ちを考えたとき、本当のフィールドは、病院ではなく自宅なのではないか。そう考えて、一九九七年に、がんの患者さんを中心に、ご自宅で最後まで過ごしてもらえるような在宅緩和ケアシステムをつくることを目標に、現在の医療法人爽秋《そうしゅう》会岡部医院という施設を開院しました。

ちょっと読みにくいのですが、「爽やかな秋」というこの名前には、最初の決意表明が込められています。人生を春夏秋冬の四季にたとえれば、病院での医療は、春から夏の医療ではないか。夏をどうやって維持させるかというところに医療の中心がある。だから、ここではそれはやらないで、秋から冬に向かっていく人たちだけのケアシステムをつくろうと思ったわけです。人間、やり始めても、途中で気持ちが萎《な》えたりすることがあるので、名前にその思いを込めておこう、そうすれば私の意思も変わらんだろうという気持ちで「爽秋」と名づけました。

開業――最初の努力目標

一番最初は苦労しました。ずっと公務員として働いていて、お金も何もなかったので。でも、やろうと思えばけっこうなんとかなるものです。近所に元パーマ屋さんの貸し家があって、裏側が住居、表がパーマ一台かけられるくらいの美容室がそのまま空いていたので、その古ぼけた貸し家を借りて、始めました。医療施設というのは、放射線機器とか特殊機材を置かなければ、どこでもやれるんですね、診察台さえあれば。スタッフは、医者一人、看護師三人、事務一人という最小限のスタッフ。

どうせやるのだったらと、最初からいくつかの努力目標は持っていました。その一つとして、QOLつまり生活の質、「人が人として尊厳を保ち、よりよく生きること」を最初から掲げました。皆さん、WHO（世界保健機関）の緩和ケアの定義はご存じですね（一七頁参照）。身体、精神・心理、社会、スピリチュアリティ、その総体がQOLで、患者と家族のQOLを維持し、向上させることを目標にするというのが、WHOの言う緩和ケアです。だから私の病院では、どうやれば最後まで患者さんのQOLを維持できるか、それをきちんとサポートできるシステムをつくろうと思ったのです。

もう一つの努力目標として、現行の制度にとらわれない、新しいモデルをつくりたいという目標がありました。当時、在宅ホスピスケアのシステムなんて世の中にはなかったので、当然、諸先輩方から猛反対を受けて、そんなばかなことはやめろ、そんなことやったって飯を食っていけるはずがない、とさんざんにこきおろされたなかで始めました。そのための社会制度がまだ準備されていない時代だったんです。緩和ケアのための医療保険も、介護保険もありませんでした。

そんなふうに社会環境が整備されていないときには、制度のなかでモノを考え過ぎるとモデル・システムはできません。我々はどうしても制度やルールの枠のなかで何かを考えようとしますけれど、新しいものをつくろうというときには、制度を超えて考えなければならないときがあるんだと思います。いいモデルをつくることができれば、制度はあとからくっついてきますから。

それでは、新しい制度をつくっていくためには何が必要か。それは、患者さんやご家族のニーズをきちんと把握して、それに徹底的に応えること、必要なサポートを一個一個つなげていくことではないかと考えました。なんでも実験してみようという気持ちで、最初は医者と看護師と事務しかいませんでしたが、患者さんのニーズがあって、必要だと思われることがあったら、そのための専門職を順番にくっつけていく形で、チーム・メンバーを増やしていきました。

身体、精神、社会、スピリチュアリティをひっくるめたＱＯＬ、それを本当によく考えたら、医者とか看護師という医療の専門職だけでできるはずがありません。例えば、社会的なつながりがなくなってしまって、ご本人がつらいと言っているときに、医療者がどれだけのサポートができるでしょうか？　スピリチュアル・ペインという問題も、医者が対処できる問題かと言ったら、そんなトレーニングは医者も看護師も受けていない。医療的な専門性だけではとうていケアしきれないということは、現場でやり始めたらすぐにわかる話なんです。

信頼関係を得るにはまず技術

開業して二、三年目に、一人暮らしのキクエさんという患者さんを診ることになりました。そういう患者さんはこれからますます増えていくと思いますが、ひとり暮らしの患者さんを最後まで支えてみると、本当に何が必要か、全部わかりますね。

この方は、ある病院から逃げ出してきた患者さんです。それは病院のほうにも悪いところがあったからです。

がん対策基本法ができたということは皆さんもうご存じですね。この法律がなぜ生まれたかというと、緩和医療技術が、病院にもそれぞれの地域にも普及していないからです。この法律は医療者にとってはほとんど恥と言ってもいいような法律で、「あんたがたが自分でできないから先に法律をつくるよ」と言われてしまったということです。

患者さんは病院にいれば痛みや苦しさがなくなるはずと思いますが、病院がちゃんとそれに応えられているかというと、実は、そういう技術が十分でないケースが今でもかなりあります。だから厚労省が病院側に、ちゃんと緩和ケアチームを置いて、緩和医療の技術を患者さんに提供できるようにしなさい、と法的な規制に乗り出したわけです。

今でさえそうですから、七、八年前はもっと病院の緩和医療技術は不足していました。病院にいながら、痛みを緩和するためのモルヒネをきちんと投与されなくて、痛くても我慢しなさいという状況だった。それなら病院にいる意味がないからと言って、キクエさんは自主退院して、ご自宅に帰ってきてしまったわけですね。

いろいろあって、私が訪問診療に出かけたとき、キクエさんは乳がんの多発骨転移で、脊髄損傷になる一歩手前くらい、かなりの痛みがあって、ほとんどベッドで寝て暮らすしかない状態でした。
二、三週間は、まず、鎮痛補助薬などで痛みをとり、呼吸困難感などいろいろな症状のコントロールをしました。最初はとにかく医療不信の固まりですから、信頼関係も何もありません。病院に行ったって治らなかったし痛みもなくならなかったのだから、それもあたりまえです。でも、最低限、苦しい症状を取ることだけはやってくれる医者が出てきたということで、私とのコミュニケーションもとれるようになってきて、ある程度の信頼関係ができてきました。
ＱＯＬが目標と言っても、まず、医療者が医療技術をきちんと持たないことにはどうにもなりません。疼痛管理とか、呼吸困難感の管理とか、がんに伴う諸症状に対しての管理技術、対処方法というのは、医者や看護師には絶対必要条件です。これを持たずして、患者さんとの信頼関係が得られるはずはありません。逆に、そういった緩和医療の技術、痛みや諸症状をコントロールする技術をもっていれば、病院でなく在宅であっても、患者さんのケアは実現できるということです。

さて、キクエさんに話を戻すと、信頼関係ができると、どうなるでしょうか。なんのために生きているか、痛みによって楽になった時間をどう過ごすか、そういう苦痛が訴えとして多くなってきます。これは考えてみればあたりまえの話で、どんな人間でも、希望なしに生きていくことはできません。がんで早晩あなたは死んでいくんだから、その心の準備をしなさいなんていうことは、やはり不可能なわけです。その日、その時間のなかで、どんな希望が与えられるかが非常に大きな要素になってくる。

キクエさんにとっては、背骨がつぶれかけているくらいですから、外出なんてもうかなわぬ夢だと思っていたのです。「もう死ぬまで桜も見られないだろうね」といった話も出ていた。それで、なんとか頑張って外出を援助して、花見に連れて出かけ、外でちょっとした食事をして帰ってきました。食事といってもたいしたものではないんです。でも、それだけで、もう表情がぱっと変わってしまって、「まだ生きていたい」と言うようになった。ただ一度、花見に行っただけで、何かをしたいとか、生きていきたいという意欲や希望が出てきたわけです。

それで、二週間にいっぺんずつでも外出したいと言うようになって、外出援助を考える必要が出てきました。でも、そういう患者さんの援助は、医者と看護師だけではできません。作業療法士が加わって、そういう患者さんに適切な車いすはどんなものなのか、外出するための援助方法はどんなものか、専門家の目できちんとケア・プログラムを立てていくことが必要です。それだけでなく、生活援助を専門とする介護側のサポーターも必要です。そこで、作業療法士、生活を支えるヘルパーも、チームのなかに入れていきました。そうやって少しずつチームのメンバーが増えていったのです。

患者さんの教育力

キクエさんは最後のころ、亡くなる直前になると、夜間に不安がるようになりました。自分の力で電気を消せないといった実際的な不便もあった。ヘルパーさんは入っていましたが、二四時間体制ではありませんから、夜間の対応はとれません。そこで面白いことが起こったのですが、うちの事務系のスタッフたちが、ボランティアで、夜、行くようになったのです。初めのころの外出援助で彼らはボランティアで出ていたのですが、一緒に花見に行ってご飯を食べて……という時間を共有してきたスタッフたちが、「キクエさんのためだからしようがない」と言って、夜間ボランティアを買って出たのですね。夜間ずっと付き添うわけではなくて、電気を消しに行って、眠るまで一緒にいる。それから、朝早く、ヘルパーさんが入るまで時間に行って、そばにいる。

そうやって独居の患者さんをずっと支えて最後まで看とっていったとき、医療型だけではとうていサポートできないということ、ボランティアも含めて、多職種のチームケアのシステムをつくっていかないとだめなのだということを実感させられたわけです。

我々のケア・システムは、結局、患者さんによって育てられてきたのだと思います。我々がつくったんじゃないんです。何人もの患者さんが、我々を教育して、組織をつくってきてくれました。そのなかでもこのキクエさんという患者さんは、実名も写真も出していいよ、何をしゃべってもいいよと言ってくれた人で、キクエさんによって、うちのシステムはかなり整えられたと言っていいと思います。

余談になりますが、私の病院には東北大や福島県立医大の学生などが研修に来ていますが、〝置き去り在宅実習〟というのをやったことがあります。学生が実習にくると、朝、独居の患者さんのところに届けて、一日いてもらう。夕方になったら迎えに行く。その間、どういう医療やケアが入って、どういうサポートが大切なのかを見てごらんなさいという実習を一時期やりました。これはなかなか実習効果がありまして、経験した学生のうちの四、五人が、いま緩和医療を目指しています。患者さんの教育力というのはすごいものだなと思います。

緩和ケアチームの実際――知識よりも観察力を

そうやって一〇年かけて、在宅緩和ケアとはどういうチームであれば患者さんをサポートできるのかを探ってきて、今、およそどのような形になったかというと、医療は二四時間体制で、医師・看護師はいつでも往診に向かえる体制をとるというのが前提ですけれども、常勤の医者が六人、看護師が二〇人、ほかに、調剤薬局などとチームを組んでいるので、それを含めて薬剤師が四、五人おります。そしてソーシャルワーカー、ケアマネジャーを兼任しているのが五人ほど、作業療法士が四人、ヘルパーが一五人、そして鍼灸師が三人。それから臨床心理士兼チャプレンというのが一人（図5―1）。

ソーシャルワーカー、ケアマネジャーについては、ＱＯＬのトータル・コーディネートを目指すとなると、実は医者よりもそちらの専門家のほうがはるかにいろいろな知識を持っているし、現場をよくわかっていますので、これから非常に大切な職域になってくると思います。また、鍼灸《しんきゅう》師が入っているのに驚いたかもしれませんが、実際に在宅でケアしていると、服薬などで取れない痛みが、鍼灸でサポートできる例がかなりあるからです。これも現場で学習してきたことですが、オックスフォード大学から刊行されている教科書『緩和医療（Palliative Medicine)』でも、鍼灸（acupuncture）に一

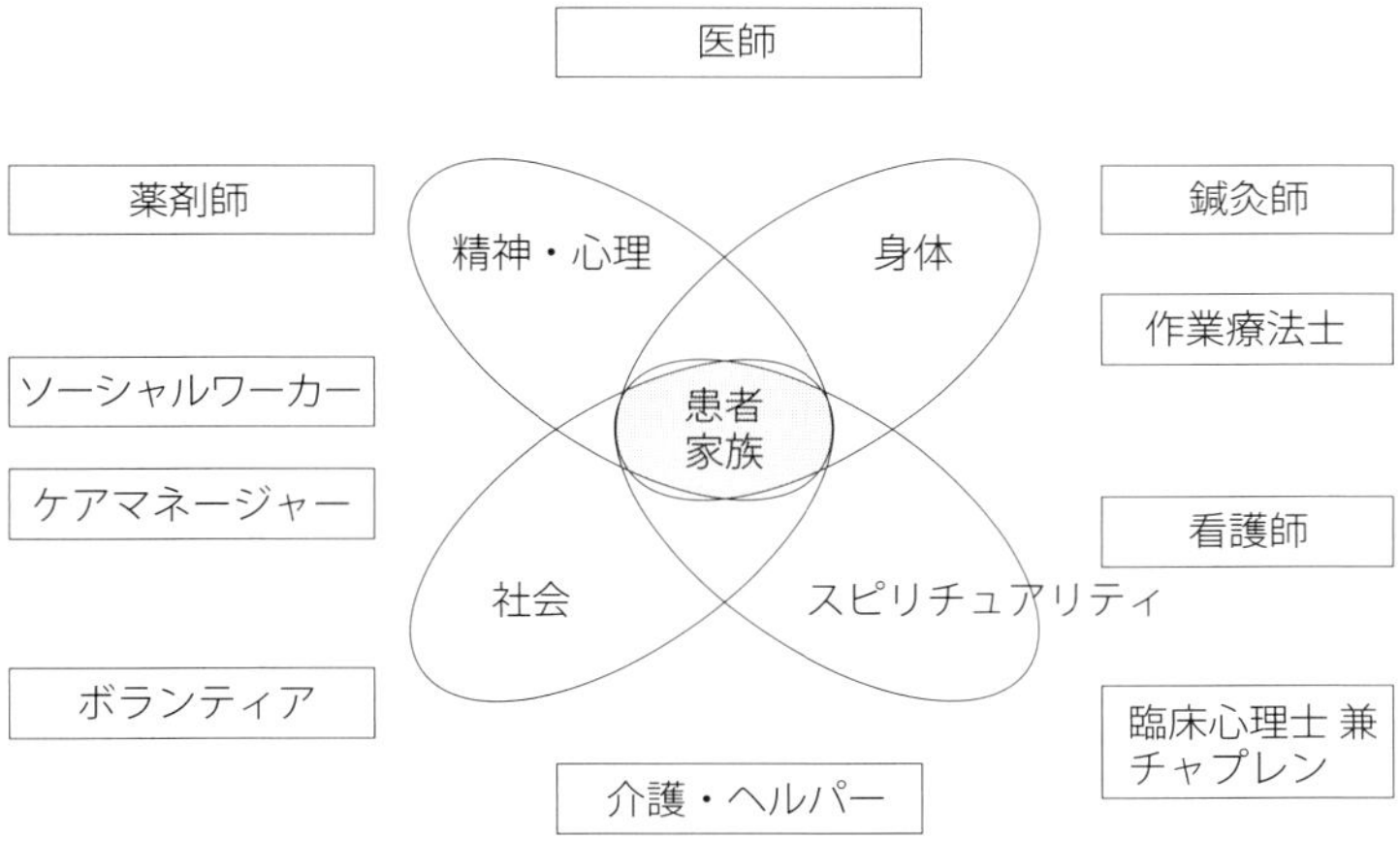

図5-1　チームケアの構成

章を割いているくらいですから、欧米ではポピュラーな方法なのです。変な話ですね。欧米ではポピュラーで、しかも実際に使われているのは日本型の鍼灸なのに、日本では鍼灸を取り入れていない。よくわからない現象だなと思いますが、現実に患者さんにとって何が良いか悪いかをきちんと見定めていけば、必要なものが見えてくるはずです。

皆さん、若い人たちが絶対持たなければいけないのは、知識より観察力ですよ。一例一例に、本当のところ何が良かったのかをきちんと見極めるだけの観察力を持つということが、一番重要です。知識はしょせん古びていくけれども、経験を重ねれば重ねるだけ、観察力や判断力は研ぎ澄まされていきます。目の前にいる患者さんと、その患者さんをケアした集団をきちんと観察して、本当に何が大切なのかを見分ける能力を身につけるということ、これがおそらく緩和ケアのなかの一番大切な行為であろうと思います。

話を戻して、臨床心理士兼チャプレンについて一言付け加えますと、今いるスタッフは東北大で宗教学を学びながら臨床心理士の資格を持っているという変わり種で、なおかつ僧籍を持っている。つまりお坊さんです。いろいろなケアを探るなかで、やはりスピリチュアル・ケアワーカーというか、宗教的な面と心理的な面でのサポートができるというのは、やはり大きな要素だなと思っています。

そのようにして今は総勢五、六〇人のケアチームになっていて、がんの患者さんを年間およそ二〇〇名、在宅で診ています。そのうち、ホスピスを含め病院に転院する患者さんはおよそ一割くらいで、あとの九割は在宅か、介護施設で最後まで見届けています。

多くの患者さんが、本当なら病院でなく自宅で最後を過ごしたいという希望を持っています。にもかかわらず在宅で過ごすことができないのは、現在の社会制度や我々の考えかたそのものに、いくつもの障害・バリアをつくってしまっているからであって、患者さんとご家族を中心に、本当に必要なサポートを順番に組み立てていけば、それが実現できるということです。それがこの一〇年やってきたことの結論かもしれません。

もう一つ大切なことは、経済的な問題です。現在の医療保険や介護保険の制度の枠内でも、こういうことはできるということ。スタッフが増えて医者が六人になっても、うちはつぶれていませんし、もう一つ、分院をスタートさせることもできました。ですから、経済的にも決して無理なことではないんだということをお伝えしたいと思います。

3 在宅緩和ケアの課題

さて、先ほども少し触れましたが、がん対策基本法という法律ができて、病院や地域のなかに緩和ケアを普及させることが明文化されました。それに伴って、各県ごとにがん対策推進協議会が置かれるようになって、今後、在宅緩和ケア支援センターというのが県単位で全国にできてくるはずです。国が本腰を入れて、社会システムとして在宅緩和ケアの仕組みをつくっていく方向に、急激に変わってきているのです。

これには一つの要素として、二〇三八年問題というのがあります。いわゆる団塊の世代の問題。いま、年間で亡くなっている方は一〇〇万人ほどですが、二〇二〇年代にはおそらく年間一六〇万人くらいが亡くなるだろうという統計があります。つまり今の一・五倍から一・六倍くらいの人を地域で看とらなければいけないわけです。立ち上がりからしてそういう高い数字なのですが、それが延々続いて、二〇三八年には一七〇万人の死亡になる。それを看とる機能を病院だけに負わせるのは無理があるわけです。

これからの病院は、急性期医療の方向に転換していきます。入院は二週間というのが急性期医療の標準的な期間だと言われています。長期の入院をなくしていくということですね。すると当然、地域のなかで、在宅か介護施設で看とるシステムをつくっていかなければ、患者さんが行き場をなくてしまうということなのです。これはあなたたち若い人の問題ではなくて、あなたがたのお父さん、お母さんの世代の問題ですね。ここ一〇年の間に、地域への緩和ケアの普及を急がないと、ご両親の世代が死に場所をなくしてしまうというのが現状なのです。

では、今後どうやって、在宅ケアを地域のなかに普及させていくか。それを考えたとき、おそらく三つの問題があると思います。一つは医療の問題、もう一つは介護の問題、もう一つはやはりスピリチュアリティの問題、つまり看とりの不安の問題です。この三つを地域のなかで順番に解決していかないと、一〇年後に〝大量死〟が始まったときに、地域の医療介護体制が崩壊してしまうという事態になりかねないということです。

医療の問題

一つめの医療の問題、これはまず、医療の専門職が緩和医療の技術をきちんと身につけていくということです。これについては先にも少し触れました。すでに教科書が欧米でも日本でもたくさん出ていますから、あとは個々の医療者の良識の問題で、勉強するかしないかだけの問題です。がんの患者さんを相手にしているのに、疼痛コントロールの技術がない、いろいろな症状に対処する技術がないのでは、医療の専門家とは言えませんね。これは基本的なことです。

医療のもう一つの問題点は、おそらく、在宅ケアのなかで医療系のチームがうまく動いていないということではないかと思います。うちは医院内にすべてのスタッフを抱え込んでいて同一の指揮系統で動けるので、そのあたりはうまくできていると思いますが、チームのなかで情報が共有できていないとか、医師が見た情報が看護師にきちんと伝わっていないとか、そういう問題がこれからいろいろ出てくるだろうと思います。このあたりはおそらく、アセスメント（評価）の手段をきちんと持って、チーム間のしっかりしたマニュアルをつくるといったことで対処できるはずです。

介護の問題

おそらく、介護側の問題はこれから大きな課題になると思います。在宅ケアのチームでは、生活を支える側のケアスタッフが非常に重要な役割を占めています。食べる、排泄する、入浴する、そういう生活機能をきちんとサポートできないかぎり、病院から在宅への移行はありえない。自宅では介護環境が悪いと判断されて、介護施設で見てもらうことになっても、介護側のスタッフの重要性は同じです。

私がここで一番問題になってくると思っているのは、今のヘルパーさんや介護施設のスタッフは二〇代前半の人が主体になっていますが、その世代の人たちが実際にどれだけの看とり体験を持っているのかということです。今日、この講義を聞きに来ている皆さんで、看とりの体験を持っているという方、どのくらいいますか？

やはり年齢的に少し上の方は経験があるけれども、若い人はほとんどないですね。これは実はとても怖いことで、このなかには医学部の学生もいると思いますが、これまでに看とりの体験がまったくなくても、死亡診断書を書くということが起こりうるんですね。

同じ問題は介護側にも言えるわけです。現代では病院での死亡率が八〇〜九〇パーセントと、圧倒的に、病院で亡くなる人が多い。我々日本人はこの三〇年間で、死と直接に接触する機会が決定的に失われた社会をつくってきてしまったんです。私が大学を卒業したのは昭和五三年、そのころには、半分は在宅死していました。ほんの何十年か前までは、人の死を看とるということはそんなに特殊な出来事ではなかったわけです。

世界的に見ると、この日本の状況はかなり特殊と言えるでしょう。例えばアメリカでの病院死亡率は四割くらいです。あとの六〇パーセントのうち半分が在宅で、半分が介護施設で亡くなっています。おそらく若い人が死と接触しながら成長することが可能な社会なのですね。ところが日本ではこの三〇年間、死が医療のなかに抱え込まれてしまって、死を経験していない人間が看とりの問題を考えるという特殊環境をつくってしまった。これは今後、大きな問題点として表れてくるだろうと思います。

これは実は介護側だけの問題ではありません。では、病院のなかに看とりの専門家がいるかというと、実は、そこにもいないんです。最近やっと緩和医療の教育が始まるようになって、初めて死の教育というのが医学部のなかでも始まっていますが、これまでの医学教育では、生物学的に死とは何であるかという定義は教えるけれども、人としてどうやって看とっていくかという教育はまったく行われていませんでした。

死を看とる専門家は、実は病院にもいないし、介護側にもいない。看とりの専門家がいないところに皆さんご家族を預けて、不安が解消しているという、これは一体どういうことなんでしょう？ そうして死を見えなくする、隠してしまうことで、なんとなく漠然と不安を解消しているのが、おそらく、現代社会の特徴ではないでしょうか。これから若い世代の人たちには、ぜひ、人の死を看とるとはどういうことか、それを学んでいってほしいと思います。

スピリチュアル・ケアの問題

最後に、死を見つめて看とるというときに、欧米と日本の一番大きな差である、宗教性の問題にひとこと触れておきたいと思います。ここで、自分は宗教性を持っていると思う人、いますか？ 手を挙げてください。……非常に少ないですね。

ところが、例えば新聞などで調査をすると、四割くらいの人が宗教性を持っていると答えるのですね。私のところでも遺族調査をして、宗教性についてお聞きすると、患者さんもご家族も、六、七割の方が宗教性を持っていると答えます。

どうやら、宗教性の感覚というのは、日本では頭がいいと言われる人ほど薄いようで、おそらく最も非宗教的なのが医者です。医学部の講義で聞いてみると、ほとんどの学生が手を挙げないです。受験勉強をすればするほど宗教性が欠落していくのではないかという気もしますが、宗教性というのは決して難しい問題ではなくて、現在の科学とか、今ある価値観を超えて、何かに祈りたくなるような気持ち、これが宗教性ですから、そういうものを一人一人がきちんと自分の内に見出していないと、人の死を受けとめることはなかなか難しくなってきます。これから医療・福祉の領域で活動していこうという人には、ぜひそのあたりのことも、気持ちのなかで整理しておいていただけるといいかなと思います。

第６講

地域全体で取り組む緩和ケア

木澤義之

地域の連携

きざわ・よしゆき▶医師。筑波大学大学院人間総合科学研究科講師。筑波大学附属病院医療福祉支援センター副部長、緩和ケアセンター副センター長。1991年、筑波大学卒。98年、筑波大学総合医コースレジデント修了。筑波メディカルセンター病院総合診療科を経て、2003年より現職。著書『ギア・チェンジ―緩和医療を学ぶ二十一会』（共編、医学書院、2004)、『緩和ケアチームの立ち上げ方・進め方』（共著、青海社、2008)

皆さんこんにちは。私は中学・高校時代に人間が死ぬとか生きるということに非常に興味を持ちまして、哲学とか文学に触れて、そういうことに関わる仕事をしたいと思って今の職業を選びました。もともとはプライマリ・ケア医、開業医になりたかったのですが、現在は大学病院という場で、人が生きて亡くなる現場に身をおくと同時に、そういう職業につく若い世代に何らかのメッセージを送ることができればと思って仕事をしております。

1 高齢化と医療

多分、これまでに同じような話が出てきたと思うのですが、日本では今、一年に何人の方が亡くなっているか、ご存じですか？　人口が約一億二、〇〇〇万人ですね。約一一〇万人が一年に亡くなっています。これが二〇三〇年に何人になると思いますか？

学生――三〇〇万。

三〇〇万？　三倍になっちゃったら日本は大変ですね。でもまあ、いい想像かもしれません。先頃、二〇〇七年問題といって、団塊の世代の大量退職というのがニュースで話題になっていましたが、これは非常に象徴的な出来事で、これから日本は未曾有の高齢化社会に突入していきます。世界各国、どこの国も体験したことのないスピードで高齢化が起こるのです。図6―1を見てください。

二〇〇四年、おおよそ現在の高齢化率（六五歳以上の人が人口に占める比率）が、約二〇パーセントです。二〇五〇年の予想を見てください。四〇パーセントになっています。一方で、一五歳〜六四歳の労働人口は非常に目減りしていきます。

給与所得者で健康保険料を払っている方、今この講義室にいらっしゃいますか？　どれくらい払っているかご存じでしょうか？　健康保険料は現在、給与の一六・八パーセントを占めています。二〇〇〇年度には一四・九パーセントでした。それが二〇二五年にはいくらになると予想されているでしょうか。実

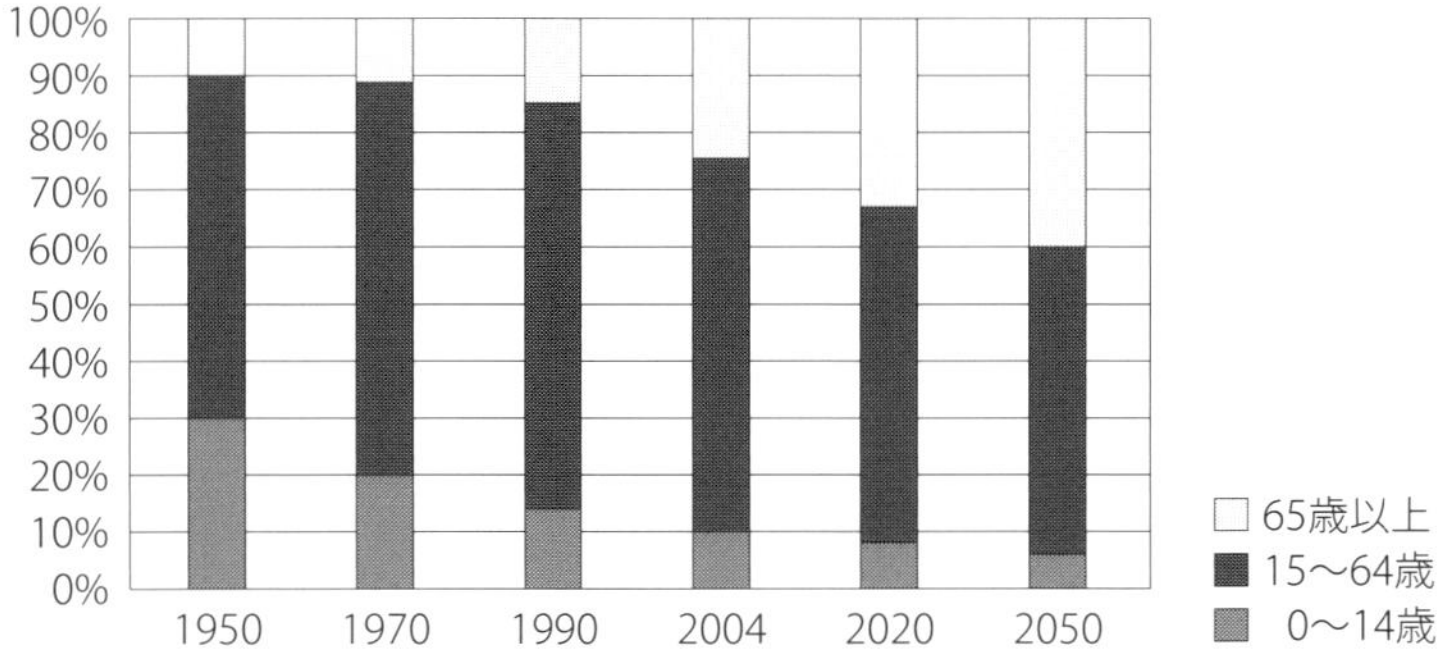

図6-1　全人口に占める年齢構成の推移（厚生労働省）

に、二六・六五パーセントなのです。

給料の四分の一以上が健康保険料になる。皆さん、これどういうことかわかりますか？　二〇万円の給料をもらったら、五万円を健康保険料で持っていかれるのです。ほかに所得税も地方税も引かれます。消費税はいま五パーセントですが、これがもし一〇パーセントになったら、給料の五割以上を税金と保険料で持っていかれることになります。それが高齢化社会の実態です。

未曾有の高齢化社会

なぜでしょう？　高齢者は否応なしに病気にかかりやすくなるからです。君たち学生さんの世代と私だったら、私のほうが病気になりやすい。親の世代では、がんや心筋梗塞といった病気を多くの人が持っています。このように、六五歳以上の高齢者は、労働人口に比べると約三倍の医療費を使うとも言われています。高齢化ということは、それだけ病気の人が増え、それに対するコストが増えるということです。

このままのペースで高齢化が進み、医療費の伸びが続くと、皆さんは三〇代後半で、給料の四分の一を健康保険料に支払うようになります。皆さんはまだ学生だから実感がわかないと思いますが、これ、ものすごく大変なことですよ。三〇万の給料としたら一五万しか手元に残らなくて、そこから家のローンを払い、子供を育てて、飯を食っていけるのかどうか。皆さんがそういう時代に生きなければならないということは、まぎれもない事実なのです。

もう一つ気分が落ち込む話をしましょう（笑）。これは五〇年限定です。皆さんの世代よりも一〇歳くらい先輩、今の三〇代は、第二次ベビーブーマー世代です。でも、ベビーブームには第三次はなかったのです。今、出生率は増えていませんね。日本の人口は、今から五〇年後には、約八、〇〇〇万人台で定常化すると言われています。ですから、皆さんが亡くなるころには、高齢化の問題は解決することになります。あなたたちが一番、高齢化で割を食っている世代と言えるかもしれません、申しわけないけれど（笑）。

今は、もののよくわかる大人はこのことを知っているのですよ。政治家もおそらくわかっているけれど、選挙のときには決して話題にならない。健康保険料を上げるとか税率を上げるという話をせざるを得なくなるからです。そうしたら落選確実です。だから誰もこの話をしない。でも、皆さんにもぜひこの問題を真剣に捉え直してみてほしいということ、それが今日、一番伝えたいメッセージです。

療養の場の変化

さて、先ほど、一年でおよそ一一〇万人が亡くなっていると言いました。それでは、それらの方々は、どこで亡くなっているのでしょうか？（図6―2）

これも今までの講義で話題に出たと思いますが、一九四七年（昭和二二年）、戦後間もなくは、八割の人が自宅で亡くなっていました。ところが現在は、病院で八割の死が起きている。がんに至っては、九割が病院で亡くなります。これはどうしてだと思いますか？

学生――核家族が増えて、何世帯かで同じ家で暮らすということが少なくなったから。

それは原因の一つとしてありますね。昭和二〇～三〇年代には、三世代同居は標準的な家庭の姿だったわけですね。ではなぜそういう現象が起こったと思いますか？

学生――いろいろ大変だから。

いろいろ大変。うーん。これは一つには、高度成長が原因だと言われています。私は長野の山のなかの出身ですが、いまだに、郷里に帰るとボンカレーとかキンチョールの看板がそのまま置いてあって、昭和三〇年代にタイムスリップするような街並みが残っています。昔は、同級生の家の職業というのを聞いてみると、家業というものが存在していて、〇〇さんは金物屋さん、〇〇さんはお肉屋さんというふうに、家で仕事をしている人が多かったのです。しかし昭和三〇～四

	1947年	現在
病院死(*)	約20%	81.6%
在宅死(*)	約80%	13%以下
ホスピス・緩和ケア病棟における死(**)	0%	1.5%

(*)『在宅ケア』2005年７月号より
(**) 日本ホスピス緩和ケア協会の調査(2005年)より

図6-2　どこで死を迎えているのか

○年代になって、大半の人が外で会社勤めをするようになりました。

皆さんの家で共働き家庭は、どのくらいありますか？ 半数を超えていますね。多くの場合、お父さんだけの給料で大学まで子供を行かせることは、経済上かなり大変になってきているということです。家族みんな働きに出るのがあたりまえ、つまり誰も家にいないので、老人や病人がいても介護できない。そういうことが相まって、現在のこのような状況になってきているわけです。

では、八割の人が病院で亡くなっている今、国民は本当に病院で死にたいのかという問いが当然出てきます。図6―3は、二〇〇〇年と二〇〇五年の厚労省の調査結果です。「あなたがあと半年以内の命であると診断されて、しかも痛みや苦痛のある状態のとき、どこで療養したいですか」という質問をしました。で、国民はどう答えたでしょうか？

・一三%――なるべく今までかかっていた病院で療養したい

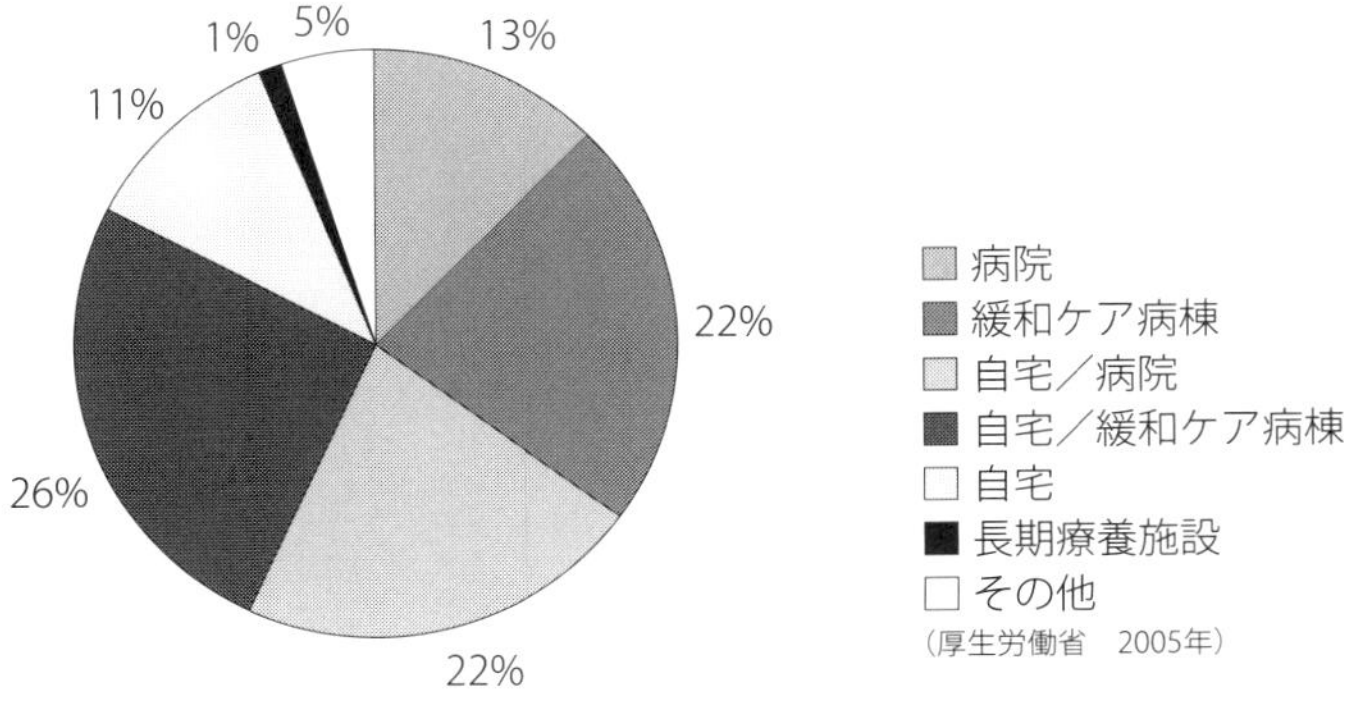

図6-3　死を迎えたい場所は？

・二二％――緩和ケア病棟で過ごしたい
・二三％――なるべく自宅にいたいが、家にいられなくなったら病院に入院したい
・二六％――なるべく自宅にいたいが、家にいられなくなったら緩和ケア病棟に入院したい
・一一％――自宅にいたい

この結果を見て驚くのは何かというと、病院に入院したい人は少ないのだということです。多く見積って五〇パーセント、少なく見積ると一三パーセントしかいない。六割近くの人が、できれば家にいたいと思っているけれども、具合が悪くなったらやむをえないので病院に入院しようかと思っている、ということがこの調査でわかったのです。

病院から在宅へ

国はこの結果を見て、二〇〇七年から五年後に、在宅死を二〇パーセントにしようという政策を発表しました。現在、在宅死はわずか一〇パーセントですが、これを五年後に二倍にしようというわけです。国民の総死亡は、五年後に、一一〇万から一四〇万、約一・三倍になります。そうすると、在宅で実際に亡くなる人は、単純計算すると一・三×二で、現在の二・六倍になるのです。

つまり、これからは、療養の場の急激なシフトが起こってくるということです。それに伴って、医療資源の再配分とか人的資源の再配分が急激に行われるだろうと言われています。医療現場で仕事を

されたいと思っている方、ここにも居られるでしょうが、皆さんの仕事場はこれから、望むと望まざるとにかかわらず、病院から地域や在宅へシフトしていくということが予想されます。

皆さん、病院の在院日数という言葉を知っていますか？　病院に入院した人が平均で何日病院にいるか。おそらく今の平均在院日数は、一五〜二〇日です。私が医者になったころ、今から二〇年くらい前は、一カ月から二カ月くらいでした。入院できない制度へと、ドラスティックに変化してきているのですね。おそらく今後、大きな病院が目指す数字は、一四日前後でしょう。

これはつまり、病院に長く入院することができなくなるということです。よく言われますが、アメリカでは大腸がんで入院しても入院は三日前後です。もちろん、必要な人は必要なだけ入院できます。ただし病院に対しては経済的な縛りがつけられていて、一カ月以上入院すると赤字になってしまうようにできているので、「退院してもらえませんか」と言ってくることがあるわけです。そうやって医療機関を縛ることによって在院日数を短くして、医療費を少なくしようという政策をとっています。

平成一八年度の医療法改正で、もう一つ目標に掲げられたのが「在宅医療体制の充実」です。在宅療養支援診療所が整備されるなど、安心して家で療養できる体制を整備しています。

そしてもう一つが介護保険の改正です。具合が悪くなって自宅で療養するとなると、医療だけではケアできません。身の回りの世話、例えば移動をする、ご飯を食べる、お風呂に入る、トイレに行くといったことにも助けが必要になります。これからは、がんも対象疾患として介護保険を使えるように、制度が整備されました。

2　変わる医療のかたち

さて、約六割の人が在宅中心に療養したいと思っている。ところが八割の人が病院で死亡する。ここにはニードと現実の大きなギャップが存在します。これをどうやって埋めるか。死とか病気ということを病院に追いやってしまって、いわば効率よく診ていたものを、もう一度、地域全体で診るという方向に戻さなければいけない。それが皆さんの世代に課せられた、大きな課題です。

私は今、ある病院の内科の病棟に週一回、回診に行っているのですが、入院患者の平均年齢は八五歳くらいです。非常に高齢の患者さんが多い。患者さんの半分以上が意識がなくて、三分の一以上が栄養を口からとれないで経管栄養されている状態です。必ずしも患者さんがそれを望んでいるわけではないのですが、なんとなくそういう医療が行われている。それでいいのだろうか、と思わざるを得ません。今日は主にがんの患者さんの話をしますが、実は、そういう「脆弱高齢者」と呼ばれる方たちや認知症の方たちを地域でどう診ていくのか、それも一方で大きな課題なのです。

よく学生に話すのですが、人工透析、ご存じですね。三日に一回、人工透析をしている方たちが、日本には現在、何万人といて、医療費は年間に数千万円かかっています。日本の医療制度では、人工透析では患者さんの医療費負担はありません。でも世界でこんな国はどこにもないのです。例えばイギリスなどでは、六五歳以上の人工透析費は公的費用では支払われません。自分で払うしかない。払わなければ人工透析は受けられない。びっくりするでしょう？　要は、あきらめるしかないわけです。

これもよく話す例ですが、私の友人がフィリピンで内科医と小児科医をしています。ギラン・バレー症候群という、筋肉が動かなくなって息ができなくなる病気があるのですが、人工呼吸が一時的に必要で、一、二週間人工呼吸をすれば、ほとんどの場合、自然に治っていくのです。でもフィリピンでは、人工呼吸をしたらその家庭の何年間か分の医療費が吹っ飛んでしまう。だから、ほとんどの人たちは人工呼吸器をつけないか、つけても数日で打ち切ってしまう。友人はそれが一番ショックだったと言っています。それが普通の医療としてまかり通っているわけです。

こういう話で何が言いたいかというと、社会のつくりかたとか人の考えかた次第で、医療の形は常に変わっていくものであり、最大多数の最大幸福を考えるという視点も大切だということです。

命が何よりも大切だというのは、正しく聞こえるけれど、でも本当に正しいのか、という問い直しが必要だと思います。それを真剣に考えないと、皆さんの世代はかなり大変な思いをすることになります。私は個人的には、給料の半分が保険料と税金でもいいと思っているのですが、それならそれで、それに耐え得る社会の構造をつくる必要があると思う。今は明らかに、そういう構造ではないですからね。これは真剣に考えないといけないです。

医療資源をどう再配分して、どこに力を入れていくか、それが非常に重要な日本の課題なのですが、それを解決するための一つの答えが緩和医療だと思っています。つまり、つらい症状を緩和して、病気と共存しながら、社会のなかでどう生きていくか、それに一つの答えがあると考えて、毎日、医療を実践しているわけです。

理想的な緩和医療とは

もし、皆さんががんと診断されたら、どういう医療を受けるでしょうか？　手術を受けて、場合によっては抗がん剤の投与や放射線治療を受けて、それでも残念ながら病気は進んでしまったとする。ある時点で治療方法がなくなって、「これ以上は何もできないから緩和ケアに行きましょうか」と言われて緩和ケアが始まる。これが今まで行われてきた緩和ケアのモデルでした（図6―4）。

皆さん、がんはどれくらい治るかご存じですか？　一般的には三〇～四〇パーセントの間と言われています。もう一つ、同じがんでも、固形がん（胃がんや乳がんなど、いわゆるできものができるタイプ）が、手術をして一度は無くなったけれど再発した場合、何パーセント治ると思います？

これは少しショッキングな話なので、もし患者さんがいたらごめんなさい。正解はゼロ・パーセントです。

再発したがんや転移がんが治ることはないというのは、医学的な常識です。よろしいですか。戦後数十年、転移再発がんの治癒

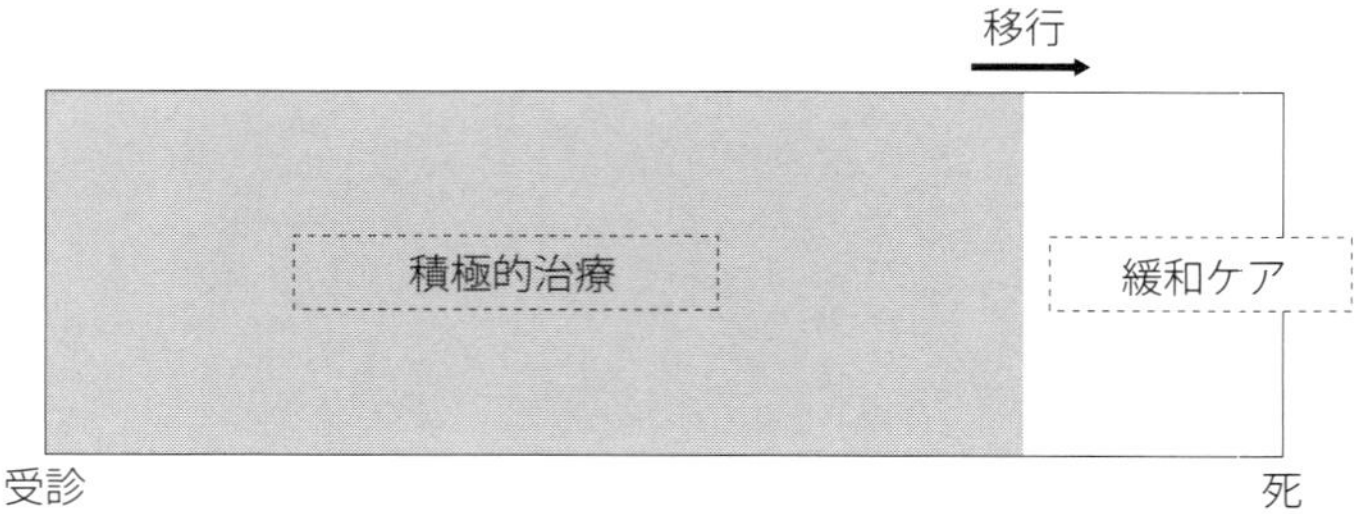

図6-4　これまでの緩和医療

に取り組んできた医療はほとんど失敗しております。ではなぜ、一所懸命、再発がんの患者さんに抗がん剤の投与をしているのか、と思いませんか、皆さん。医療は何のために頑張っているんだと。なぜ再発がんに抗がん剤の治療をするるか。それには二つの目標があるのです。一つは予後を、つまり命を延長させること。もう一つはQOL、人生をなるべく快適に過ごせるようにするためです。つまり、抗がん剤治療は治すためにやっているのではないということです。これを理解していない医療者はたくさんいます。

がんと診断された患者さんの三分の二は、途中でもう治らないことがわかる。その時点で、その人たちの治療の目標は「治る」ことではなくなるということです。これからの人生をいかに過ごすかを考えて、より良く生きることに目標が変わるわけです。それをどうサポートするかはとても大切なことで、それこそが緩和医療そのものなのですが、今までの医療はそれにあまり目を向けてきませんでした。

高齢者の医療も同じです。七〇代〜九〇代の方々というのは、皆さん死を目の前に見つめて、これから自分がどう生きようかを常に考えておられる。それをサポートするのも緩和医療であり、欧米では近ごろは老人医療と緩和医療が合わせて提供される状況になってきています。

そのような現状をみて、WHOは二〇〇二年に緩和ケアの定義を改定しました（一七頁参照）。それまでにあった一九八九年の定義はどういう内容だったかというと、「緩和ケアはがんをはじめとする疾患で積極的治療に反応しなくなった患者とその家族を対象として」となっているのです（一〇〇頁参照）。それが二〇〇二年には、「緩和ケアは生命を脅かす疾患を持つ患者およびその家族に対して」

行われる、つまり積極的な治療をしていようがしていまいが、命にかかわる病気にかかっている人はすべて対象になるということです。

さらに、「その診断のときから患者の死、遺族ケアに至るまで」いつでも提供できるものであって、「痛みをはじめとする諸症状の緩和」、つまり「つらさを和らげる医療」であると定義されています。病気が治る・治らないは関係なく、つらさを和らげてＱＯＬを高め、快適に過ごせるようサポートする医療である、というのが緩和医療の定義です。

ですから緩和ケアは、がんでいえば、診断のときから提供されるもので、抗がん剤による治療や、手術、放射線治療と一緒に、つらさに対する治療も継続して行われるものであるべきということです。ホスピスや緩和ケア病棟や在宅ケアに限らないで、いつでもどこでも提供される、つらさを対象とした医療を、緩和医療と呼びましょうということになっています（図６―５）。

先ほど、抗がん剤の治療の目標は延命とＱＯＬの向上と言いましたが、緩和医療の目標もまったく同じです。ですからがん医療においては、包括的ながん医療《コンプリヘンシブ・キャンサー・ケア》（comprehensive cancer care）と呼ばれ

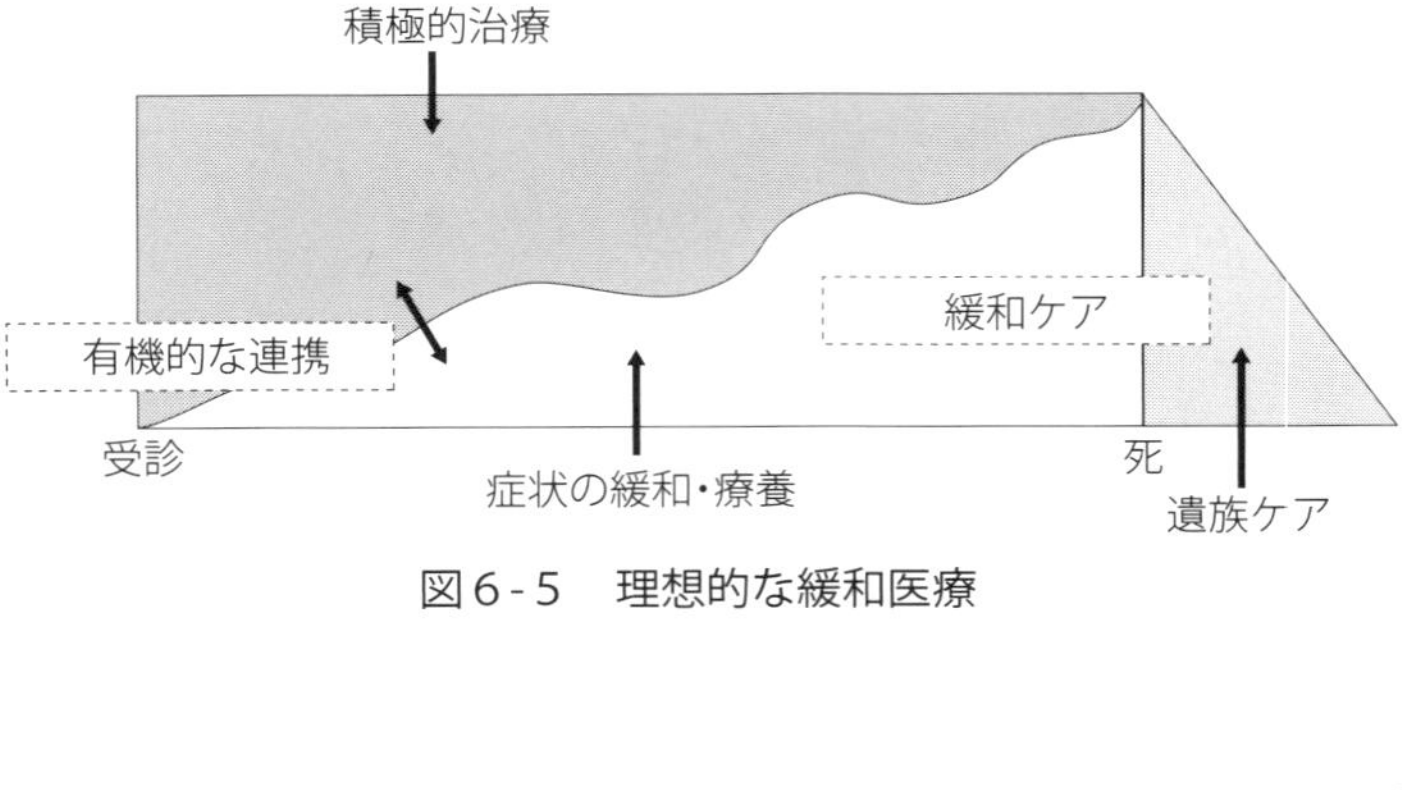

図６-５　理想的な緩和医療

る、二つを同時に提供するモデルが最も良いと言われています。全米のがんセンターで包括的医療を提供しているモデルがいくつかありますが、生存期間が延びたり、抗がん剤を使う時間が伸びたというポジティブな効果が得られてきています。

3　地域で取り組む緩和ケア

さて、地域における緩和医療の現状について、お話ししましょう。

私が働いている茨城県つくば市は霞ヶ浦の西側にあります。つくば市の医療圏の人口は約三〇万人、小さな地方都市です。地域のがん死亡は約八〇〇人。緩和ケア病棟はなんと地域に四〇床存在していて、二〇〇六年ではそこで四〇〇人余りが亡くなっています。全がん死の約半分が緩和ケア病棟で起こっているというのはかなり高い数字で、日本でこんな地域はほかにありません。おそらく今、世界で最もホスピス緩和ケア病棟が普及しているのはシンガポールだと思いますが、シンガポールの利用率が約七割。イギリスが約二割。それを見てもわかるように、つくば市はホスピス緩和ケアに関しては発展した地域と言えます。

これは突然起こったことではなく、地域の人たちが皆で努力したから実現できたことです。この地域で緩和ケアを始めたのは実は私なのですが、一九九九年に一介の医師として、地域がんセンターの病院に赴任したのが始まりです。一人の専門看護師も認定看護師もいなかった、つまり協力者は一人もいませんでした。でも、そこから出発しても、仲間がいれば今このような状況にできるんだなと、近ごろになって実感しています。

地域がんセンターでの最初のスタート

どうやってこの地域で緩和ケアを発展させたか、それをお話ししましょう。

私たちが一番大切にしているのは、ホスピス・トライアングルと呼ばれるものです（図6―6）。一つの場所で一人の医者が孤軍奮闘しても、緩和医療は普及しません。その人だけの頑張りだから、その人がいなくなれば終わってしまう。それはシステムでも何でもなくて、その人の自己満足です。地域社会のシステムとして根づかせることが大切なのです。在宅つまり診療所のケアと、一般病院のケアと、それをサポートする専門施設（緩和ケア病棟の専門医や、大学病院の緩和ケアチーム）とが、すべてリンクするような仕組みをつくらないと、地域の緩和ケア自体は良くなりません。

まず私が手がけたのは、緩和ケア病棟をつくる仕事でした。筑波メディカルセンター病院というのはつくば地区のがんセンターです。一五〇床のうち二〇床を緩和ケア病棟にしようと考えました。二〇床とは、この地域のがん患者の数と死亡数からニーズを推定した数です。地域で初めての事業ですから、緩和ケア自体が知られていないし、大丈夫かと言われましたが、おそらく三年間は赤字だけれど、三年たったら黒字を出しますからと、そういう見積りをして病棟運営を始めました。

まずは、きちんとした医療をやろうと思いました。ある入院条件を決めて、それをきちんと守り、

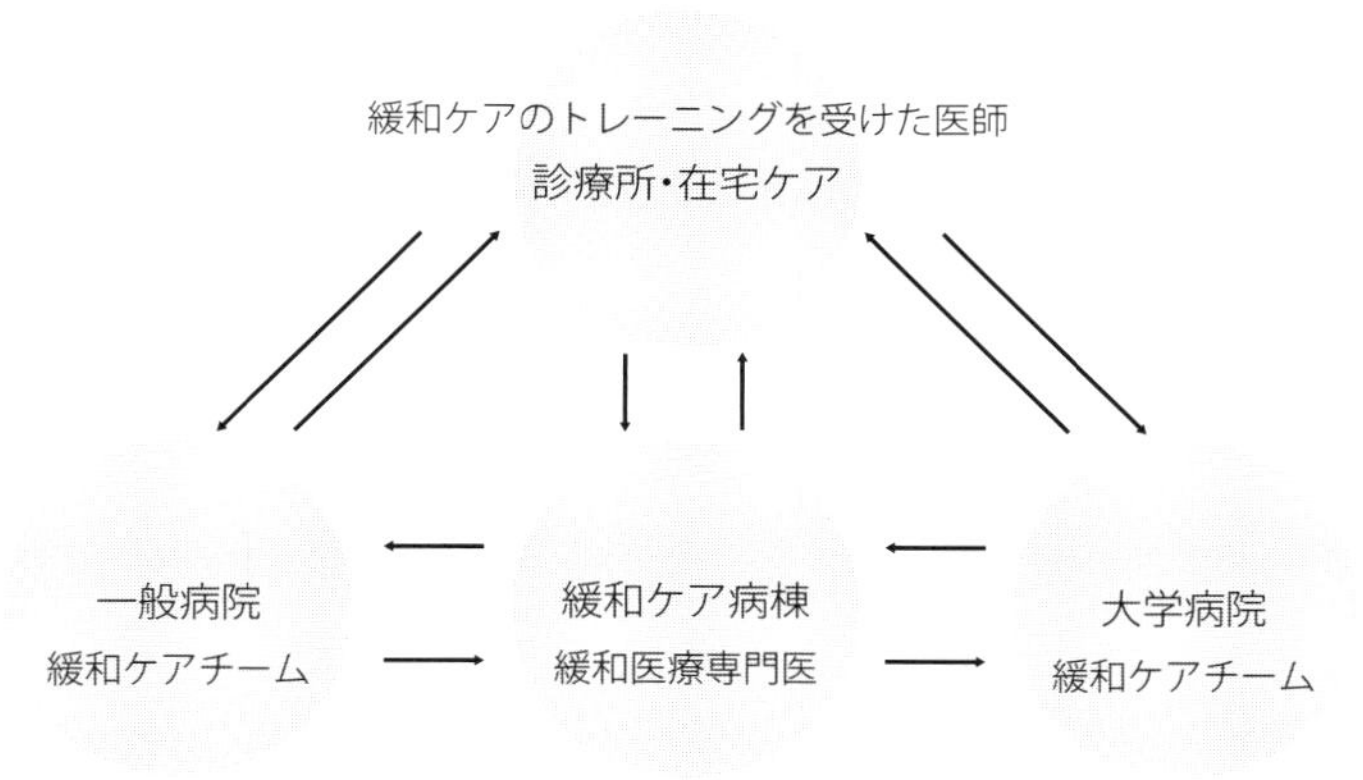

図6-6　ホスピス・トライアングル

誠心誠意の医療を行おう、そうすれば口コミで必ず良い評判が広がるはずだという、とても原始的な戦略で始めました。三年間たってみたら、運の良いことにちゃんと黒字になって、経営的にも良い流れに乗ることができました。

一五〇床のうち二〇床をすべて個室とし、緩和ケア病棟に必要な条件をそろえました。寝たまま入れる特殊なお風呂や、面談室、家族の控え室などです。患者さんに経済的な負担をかけないよう、個室料はほとんどかからないよう配慮しました。

一番重要なのはスタッフです。ここの看護師の数は、一般病院の医療者が見ると驚くのですが、かなり多いです。二〇床の病棟に看護師二〇人と師長が一人。通常、緩和ケア病棟では一四〜一六人の配置です。他にアテンダント（看護助手）が四人います。医師も多くて、おそらく二〇〇八年は常勤六人の体制になります。

私たちのポリシーは、本当に緩和ケアを必要としている、つらい人が入院できるようにしようということでした。逆に言うと、それ以外の患者さんは、その人の望む場所で過ごしてもらう。家で過ごしたいという希望があれば、最初は自分ですべて往診に行っていました。当時の私の労働時間は朝五時から夜一〇時。朝五時にまず患者さんの往診に出かけ、二軒か三軒回ってから、朝九時から診療をして、午後六時に診療が終わると、夜一〇時くらいまで往診して帰ってくる。そういう生活を三年間くらい続けました。

そのころ私は緩和医療科と同時に、総合診療科というプライマリ・ケアや内科部門の責任者を兼任していたので、そこで指導をしたレジデント（研修医）が開業して診療所をつくるようになってきました。それで彼らが私の代わりに往診に行ってくれるようになったので、私自身の生活はずいぶん楽になり、家族からも文句を言われなくなりました。今でもよく話に出ますが、始めた当時は子供に「また来てね」と言われて、かなり悲しい思いをしました（笑）。

一般病院での緩和ケアチームを始める

次に目を向けたのが、一般病院でした。

当時、厚生労働省の研究で、全国のがんの患者さん（抗がん剤治療を受けている人）六〇人をピックアップして、ご本人と家族と主治医・看護師にインタビューする研究が行われました。全員が転移したがんを持っていて、いずれ死んでいくことを知っている人たちです。私もそのお手伝いをさせていただきました。何を語ってもらったかというと、今まで受けてきた医療で良かったと思うこと、つらかったこと、自分自身はどういうふうに医療を受けたいのかということです。

そこで私が知ったことは、いま思うとあたりまえの話なのですが、つらい患者さんは緩和ケア病棟だけにいるわけではない、ということでした。それまで緩和ケア病棟で一所懸命仕事をしてきて、患者さんやご家族に満足していただいているという自負心があったわけです。でも、そのインタビューで知ったのは、一般の病院で治療を受けている患者さんたちにも、緩和ケア病棟にいる患者さんと同じようなつらさを持っている人がたくさんいるということです。統計上、緩和ケア病棟に来る人は、つくば地域でもまだ五〇パーセントしかいません。他の半分は普通の病院で普通に医療を受けている。その人たちに対しても、きちんと苦痛をとることをしないといけない。それに気づかされたわけです。

もう一つ知ったことは、本当に人はさまざまな考えかたや思いを持って医療を受けているということでした。緩和ケア病棟に対するイメージもさまざまですし、家で最後を迎えたい人、今までの主治医と良い関係を保っていたい人……。それで、これからは、その人が望む場所で療養できるような働きをしなければいけないだろうと考えました。

前々から少しずつ考えてはいたのですが、そのときに確信を持って、これからは一般病院で緩和ケアをやりたいと考えて、三年後に今の大学に移り、大学病院での緩和ケアチームを始めました。

そこで新しく始めたことの一つは、図6―6にある、一般病院の緩和ケアチームと、緩和医療専門医、そして診療所・在宅ケアのトライアングルを結ぶ活動です。今はそのコンサルテーション、つまり相談を受けて調整をするという仕事が増えていて、二〇〇七年には二〇〇件を超える相談を受けました。

もう一つ、力を入れているのが在宅ケアです。家で過ごしたいという人は多いのですから、病院と在宅をつなぐ仕事をしないかぎり、患者さんのニーズは満たされません。家にいてもすぐ入院できるとか、家で十分なケアが提供できるということを担保する必要があります。つくば地域は今、二四時間対応するステーションが多数存在しています。また、在宅ケアのできる医療者の養成も行っていて、その人たちが診療所を開業して、在宅の患者さんを診るということも始まっています。

そこで大切なことは、診療所と病院と緩和ケア病棟が、患者さんについて共通のデータベースを利用してカンファレンスをしあっているということです。今、こういう患者さんがいて、緩和ケア病棟に入院するのを希望しているといった情報が共有できている。そうやって、従来のシステムの壁を破って、病院や診療所や緩和ケア病棟とを結びつける試みをしております。

地域連携を阻害する要因

スタッフ皆で分析をしたことがあるのですが、地域で緩和ケアをやっていこうとするときに、うまくいかない理由は何だろうということで、大きく分けて五つが挙がりました。

(1) 患者・家族の意識
- 在宅療養に対してあまりいいイメージがない
- 診療所では十分な医療が提供されないのではないかという不安
- 大学病院のほうがいい先生がいるのではといった大病院志向
- 関わるスタッフが変わってしまうことへの抵抗感

(2) 病院の体制
- 患者・家族の相談に乗る医療ソーシャルワーカー(MSW)が少ない
- MSWが居てもうまく活用ができていない
- 地域の医療資源(診療所、訪問看護ステーションなど)が把握・整理されていない

・地域に対する窓口がない

（3）地域の体制

・その地域の医療資源そのものの質が良くない（診療所が少ない、訪問看護の体制ができていない）

・交流の場がない

・診療情報が共有できていない

（4）医療者の能力

・医師・看護師に在宅医療の経験がない

・病状のコントロールができていない

・医療者が地域の医療資源を知らない

（5）社会の体制

・地域連携によってどんなメリットがあるかがわかっていない

・患者を受け入れてくれる診療所・訪問看護ステーションが少ない

こういったことが地域連携を阻害する要因になっているのではないかということです。こうした現状を変えるためには、おそらく、住民に対する啓発活動（在宅でもちゃんとケアができますということを周知する活動）や、病院内の相談室の質的・量的な整備（病院のなかに患者さんの相談部門を育てていく仕事）、地域カンファレンスの実施、患者情報の共有化（患者さんの評価の仕方を統一し、共通のデータベースを使って、情報を蓄積していくシステムをつくる）、医療従事者に対する教育といったことが考えられると思います。

　このうち地域カンファレンスの実施というのは、地域で働いている医療従事者が親しくなって、いつでもいろいろなことをやりとりできる関係をつくろうという試みです。「つくば緩和ケアカンファレンス」というものを二カ月に一度開催しています。在宅医療を行っている医療従事者、診療所の医師、訪問看護ステーションの看護師、ヘルパー、緩和ケア病棟、一般病院や大学病院にいる緩和ケアチームの医師・看護師など、百数十人が一堂に会して、いま困っていることを相談したり勉強したりする場です。

　このカンファレンスの最大の効果は、何かを学んだということよりも、実は、仲間に会うということです。顔見知りになって困ったことを相談しあったり、帰りがけに一杯やったりしているうちに、だんだんと仲良くなっていく。そうすると、仕事でのやりとりがスムーズになり、良い対応ができるようになります。こうした効果についてはオーストラリアのアデレードというところで行われた研究があって、主治医と、在宅に戻したときに担当する診療所の医師とが、一度会ってカンファレンスをすると、患者さんの再入院率が減って、ＱＯＬも良くなるし、医療費も減ったという研究結果があります。

　医療も結局は、人と人とのつながりでやっていくものですから、交流の場をつくることは大変良い効果を生むわけです。

緩和ケアの地域システムの問題点と改善策

現在の地域緩和ケアシステムの問題点は、一つには、緩和ケア病棟に待機患者が多いということです。入院を予約しても数カ月待たないと入れないということがよく起こります。本当につらい患者さん、ケアが必要な患者さんに提供できないという問題です。

もう一つは、近ごろはいろいろな制度改革の影響で、地域の病院に緩和ケアチームが増えてきているのですが、これが実は形だけで、緩和医療の十分なトレーニングを受けていない医療従事者が多い。ひどい話なのですが、そうすると当然、十分な医療やケアが提供できないし、患者・家族の信頼も得られないわけです。

また、診療所に在宅ケアの機能を持たそうとしているけれども、診療所の医療者も緩和医療の十分なトレーニングを受けているとは言えません。

こういう問題を解決するために、いま始まっていることは、地域の医療システムにトリアージ機能とネットワーク機能を持たせて、患者さんが望む場所でうまく療養できるように、がん診療拠点病院に相談支援センターを設けるということです。

また、がん診療拠点病院の緩和ケアチームが（つくば地域ならば私たちのチームになりますが）、地域コンサルテーションを始めています。地域で開業している医師や看護師が、がん患者のつらい症状にうまく対処できなくて困っているようなときには、いつでも電話で相談に応じますという活動です。

もう一つの仕事は、基本となる緩和医療の教育の実施です。これは厚生労働省と日本医師会が始めると思います。

理想的な緩和医療の図をもう一度見ていただきたいのですが（一六〇頁）、これまでお話ししてきたように、高齢化の問題や、医療費の高騰といった大きな課題を背景に、今、医療システムの大きな転換が求められています。

すでに、治すためだけの医療では対応できない時代になってきているのです。治る病気は限られています。やはり人間は非常に脆弱で壊れやすいもので、最善の治療を施したとしても、亡くなっていく存在です。その人たちに対して、治るための医療を提供するだけではなくて、亡くなるまでの間、できるかぎりつらさをとって、充実した生を生きるのを支える医療が、いわゆる緩和医療なのです。

緩和医療は、ここまでは急性期の医療、ここから先は緩和医療というふうに区切られるのではなくて、いつも、治す医療と同時に提供されることが必要です。これは医学界では非常に新しい分野ですけれども、皆さんの時代にはかなりポピュラーなものになっていくでしょう。ですからぜひ、興味のある人はさらに学びを深めていただきたいと思います。

第７講

がん緩和ケア病棟の今

病院の試み

向山雄人

むかいやま・たけと▶医師。財団法人癌研究会有明病院緩和ケア科部長。1981年、東海大学医学部卒業、84年、米国マサチューセッツ工科大学（ＭＩＴ）がん研究センター・リサーチフェロー（抗がん剤耐性関連遺伝子のゲノム解析）。（財）癌研究会附属病院化学療法科・癌化学療法センター医長、東京都立駒込病院化学療法科医長、東京都立豊島病院緩和ケア科・腫瘍内科医長を歴任。2005年より現職。東海大学医学部非常勤准教授。

私は二五年間にわたり、抗がん剤を使った転移・再発がんの治療を専門とする、日本ではまだ数少ない腫瘍内科医として、がん専門病院（大塚時代の癌研病院や都立駒込病院など）で働いてまいりました。現在、日常診療で使用されている抗がん剤、さらに抗がん剤の吐き気止めや白血球を増やす薬などは当時、私たちが治験（初めてヒトに新薬を投与して効果や安全性を確認する試験）を行い、臨床導入された薬がほとんどです。さらに、当時は極限・最強の治療と考えられていた、自家造血幹細胞（患者さん自身の血液のもとになる細胞）移植と無菌室を用いた高容量化学療法で、転移・再発した乳がん、卵巣がん、胃がんなどの固形がんの根治を目指すという臨床研究を世界同時進行で行ってきました。

また、がん細胞がなぜ効かなくなるか、その理由のゲノム・遺伝子解析を、我が国で最初に着手したのも私のグループでした。一九九一年には、がんに罹患した患者さんの苦痛を緩和することの重要性を痛感して「癌研緩和医療研究会」を開設し、医師、看護師、薬剤師、栄養士などいろいろな職種と、月二回の勉強会を開始しました。私が異動したあとも後任の人たちの手で一九〇〇回近く開催され、これが癌研有明病院に緩和ケア科、緩和ケア病棟を作る原動力になったのです。

1　がん専門医が行うべき二つの医療

現在我が国では三人弱に一人が、がんで亡くなっています。さらに高齢化社会の到来で、十数年後には二人に一人が、がん死すると予想されています。

二〇〇七年にがん対策基本法が成立し、その二つの柱が、がんの五年生存率を二〇パーセント高めることと、早期からの緩和ケアの導入です。つまり、がんに伴う痛みやさまざまな苦痛の治療・ケアを早期から行うことが法律で明文化されたのです。

この基本法の推進役だった国会議員の山本孝史さんは悪性胸腺がんというがんを患っていらして、この年の一二月に、我々の緩和ケア病棟で永眠されました。この法案が通ったのは、彼が国会の場や全国で、酸素吸入をしながらも頑張ってその重要性を主張してくれたおかげです。亡くなる直前に、「あとは頼む」と私に言い残して安らかに旅立たれました。

緩和ケアの普及には多くの困難が立ちはだかっていますが、山本さんの頑張りを思えば泣き言を言っている暇はありません。

早期から抗腫瘍治療と並行して開始する

緩和ケアといっても日本ではいろいろな解釈があります。最近のＷＨＯの提言では、緩和ケアは終末期だけではなくて、早い時期、つまり、がんに伴う苦痛が出たら直ぐに開始するべきであると提唱されています。しかし我が国ではまだ緩和ケアというと、亡くなる直前に行われるものという誤解を、患者さんやご家族だけでなく、医療者の多くが持っています。私は以前から、腫瘍内科医として、抗がん剤治療を行いながら、がんに伴う苦痛の治療を行ってきたので、WHOの提言である早期からの緩和ケアに対する違和感はまったくありませんでした。

当院での緩和ケアの窓口は、緩和ケア外来と緩和ケアチームによる他病棟への回診の二つです。癌研有明病院（七〇〇床）の緩和ケア病棟（パリアティブ・ケア・ユニット、PCU）は最上階に二五床あり、全個室です。例えば、非常に重篤な疾患を扱うICUや、心臓病の集中治療室としてCCUがありますが、私にとってPCUはそれと同じ概念です。ですから、どのステージにおいても、外来では十分に緩和しにくい強い苦痛がある場合には、PCUに入院して集中的に苦痛の治療・ケアを行い、苦痛がとれたらまた緩和ケア外来通院に戻る。または、抗がん剤治療などを再開するために当該科（化学療法科、消化器科、乳腺科、婦人科、泌尿器科など）の病棟に移っていただくといったシステムになっています。

ジャスト・イン・タイム（just in time）というトヨタ自動車の標語がありますが、時期を選ばず必要なときに、必要な治療・ケアを、必要なだけ提供する、真の緩和ケアとは本来、このような医療なのです。

がん緩和ケアの目標

がん緩和ケアの第一の目標は、患者さんとそのご家族や親しい方のＱＯＬ（生活の質）の向上です。手術を受け、転移・再発して抗がん剤治療を受ける、そしてさらに病気が進行してくるという段階になったときは、患者さんに限らず、ご家族の方も非常に疲弊されています。ですから我々は、患者さんだけではなく、ご家族や親しい方々を含めたＱＯＬの向上を目指した治療・ケアを行っています。そしてそれが、第二の目標である延命、「がんとの共生」につながります。

その一環として、レスパイト・ケアというプログラムが緩和ケア病棟にあります。これは、患者さんに定期的に二週間くらい入院していただき、その間、ご家族には、患者さんの看病をしているときにはできないこと、例えば家の改築や、あるいは旅行に行って心身の休息をとるなどの時間を持ってもらいます。患者さんにはその入院期間に苦痛の治療薬などの微調整を行います。

さらに、ご遺族の方へのグリーフ・ケア、つまり死別後の悲嘆のケアも我々のプログラムに含まれます。亡くなられたあとにご家族が挨拶に来られることがありますが、話をうかがうと、強い不眠や抑うつに悩まれている方もおり、精神神経科や心療内科にご紹介する場合もあります。大切な人を亡くされたあと、時間が経てば回復できるだろうと思っても、なかなか立ち上がれない方も少なくありません。

がん治療専門医が行うべき二つの治療

下の図は、オンコロジスト（oncologist　がん治療専門医）が行うべき二つの治療です。

（1）がんを縮小させる治療

がんが転移・再発した場合、図の右にある、がんを縮小させる治療、つまり抗がん剤治療が軸になります。適切な抗がん剤を選んで、十分な副作用対策を行いつつ、患者さんの状態に合わせて投与量、投与間隔、投与経路などを決めます。

日本でも遅ればせながら、各がん腫における抗がん剤治療のガイドライン作成や抗がん剤治療の専門医制度（がん薬物療法専門医制度）の試験が始まりました。

私は現在、日本臨床腫瘍学会や日本癌治療学会でこれらの教育委員、試験委員を担当していますが、二五年前に腫瘍内科医の道へ入った私にとっ

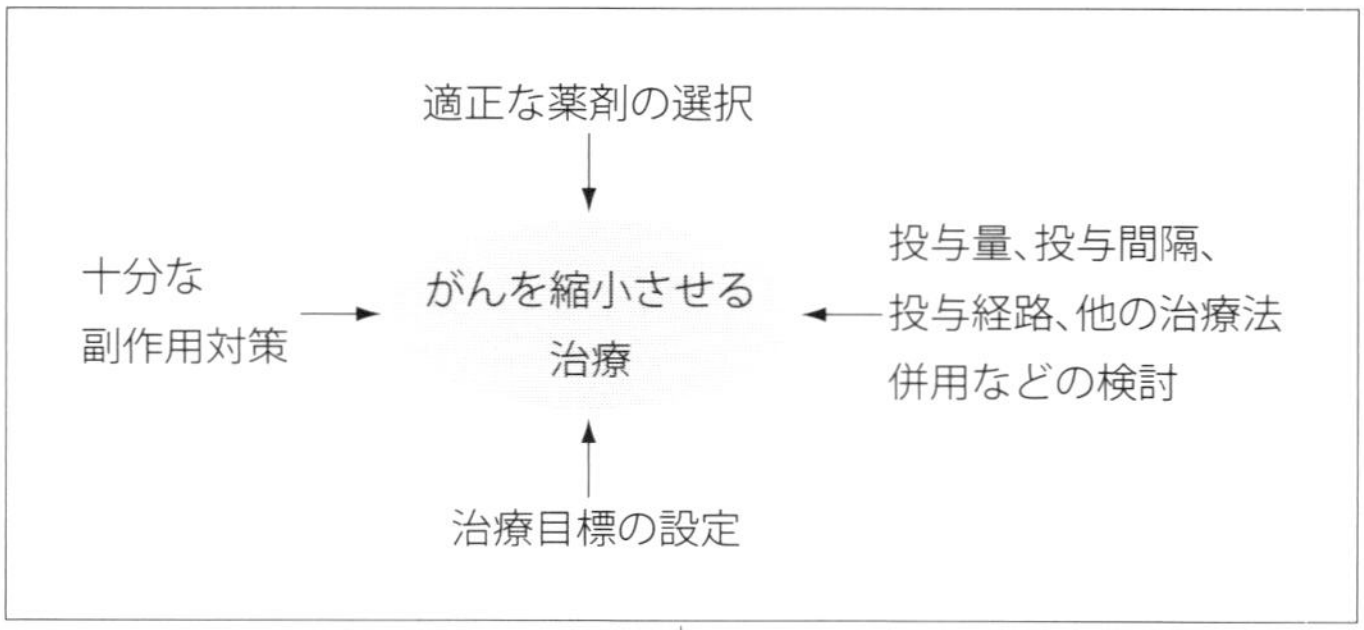

*Quality of Death and Dying

て、この進歩は嬉しいことであります。

（2）がんに伴う苦痛に対する治療

その一方で、日本では非常に立ち遅れており、後進国と言われているのが、がんに伴う苦痛に対する治療・ケアです（図の左側）。

我が国では、多くの患者さん、一説では、この瞬間でも二百万〜三百万人と推定される患者さんが、がんの増大や抗がん剤の副作用などで、さまざまな苦痛を抱えながら、外来や、入院でがんを攻撃する治療を受けています。つまり、苦痛を緩和する医療体制は、まだゼロに近い状態と言っても良い現状です。本来、転移・再発がんと診断された時点から、この二つの治療は、同じ比重で境界なく行うべき治療なのです。

転移した部位が非常に激しい痛みや苦痛を伴う場合は、まず図の右側の緩和治療を優先的に開始して、症状が緩和した時点から、適切な抗がん剤

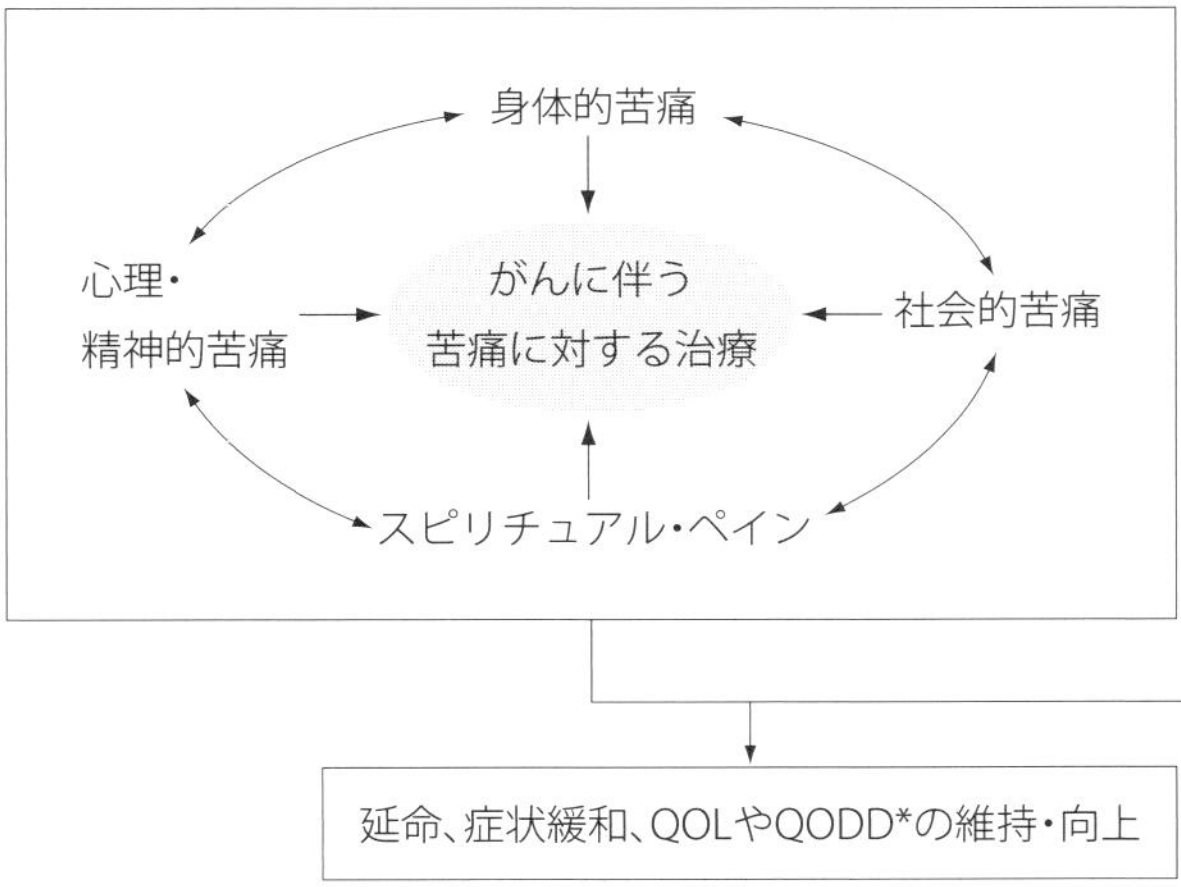

図7-1　がん治療専門医が行うべき２つの治療

治療を始めれば良いのです。

私自身、数年間隔で画期的作用機序を持つ新しい抗がん剤を臨床の場に出してきましたが、転移・再発固形がんを根治できる薬の開発にはまだ長い年月がかかることも現実です。偉い人や世界一のお金持ちにいくら頼まれても、これらの転移・再発がんを根治することができる医師はいません。

しかし、治すことは難しくても、早くから緩和ケアを受けているか否かで、その後の人生は一八〇度、違ってしまいます。がんを縮小する治療が限界と判断されても、がんに伴う苦痛の治療・ケアを適切に受けられれば、がんと共生しつつ、普通の生活に近い、穏やかなあたりまえの日々を送ることができます。そして苦痛のない、尊厳あるソフトランディングが可能になるのです。

がんというのは、血液のがん（例えば急性白血病や悪性リンパ腫の一部）以外は、成長に関してはのんびりしています。ある期間、増大しても、必ず途中で増殖が止まる時期が間にあります。ですから、固形がんでは進行しても、あわてることはありません。これが、苦痛が緩和されてさえいれば、がんとうまく共生しながら、あたりまえに近い生活ができる理由の一つです。

日本中のどこの医療施設でも、図7―1に示した二つの治療が行われていれば良いのですが、がん専門病院や大学病院でも、抗がん剤治療が効かなくなったときに、「あなたはもう私の診療科とは関係がないので、どこかへ行ってください」と言う医師が非常に多いのも現実です。

大変残念なことですが、今後、全国にがん診療連携拠点病院が三〇〇、四〇〇と設置されても、各病院がこのような状況では、真の「がん難民」と呼ばれる患者さんの数は減ることはありません。医療者だけでなく、国・政府も本気でこの現状を改善することを考えて、制度を変えたり、予算を付けたりすべきです。

2　がん緩和ケアをめぐる課題

がんが転移・再発したときから苦痛を緩和して、高いＱＯＬを維持しつつ、より長くがんと共生して生きていくためには、どうしたら良いのでしょうか。

予防的がん緩和医療の重要性

一つには、「予防的がん緩和医療」がこれからますます重要になってくるでしょう。現在、日本人のがんで急速な勢いで増加しているがんに、女性では乳がん、男性では前立腺がんがあります。この二つのがんには共通の興味深い特徴があり、一定の割合で、骨だけに優位に転移する一群があるのです。骨に転移したときの痛みをコントロールして、適切なホルモン療法、抗がん剤治療を行えば、骨だけを飛びまわるこのタイプでは、たとえがんが消えなくても、二年以上、がんとうまく共生できます。

しかし、大腿骨の転移部の骨折や背骨（脊椎）の転移部の骨折を起こして寝たきりになってしまうと、余命が短くなってしまいます。何もトラブルのない患者さんが二年以上共生できる一方で、大腿骨転移部の骨折を起こした乳がんの患者さんの場合、我々の病院のデータでは余命は一年くらい（半分以下）です。さらに脊椎の圧迫骨折では、余命はわずか四カ月と極端に短くなります。ですから、日本人に増えている乳がんや前立腺がんで、骨だけに飛びまわるタイプの患者さんには、病的骨折を起こさせないようにすることが大切です。これが、予防的がん緩和医療の代表例です。

さまざまな新しい技術の導入

がん緩和医療の世界でも、さまざまな新しい技術が導入されています。

薬物療法では、新しい鎮痛薬や、骨転移部を丈夫にする薬なども使われていますし、放射線の治療では、非常に精度が高い照射が可能になっています。

また、放射線診断医（画像診断医）の中に、腹水が溜まり続ける患者さんの体内にカテーテル（細い管）を入れて腹水の溜まりを防いだり、同じくカテーテルで病巣に薬剤や詰め物を入れて小さくしたり、出血を止めたり、ラジオ波を使って痛みの原因部位を焼き切って苦痛をとるなど、インターベンショナル・ラジオロジー（ＩＶＲ＝Interventional Radiology）と呼ばれる医療の専門医も出てきました。当院でも緩和治療に協力してもらっています。

また、麻酔科・ペインクリニック科医は、神経ブロックという方法で、難治性の痛みに対処してくれます。

さらに精神科医のなかで、精神医学全般を学んだあとに、がんに伴う精神症状を専門に扱う腫瘍精神科医も増えてきました。

看護の領域では、がんがリンパ節に転移してリンパの流れを阻害して、手や足がむくんで動かせない患者さんに対して、医学的な根拠にのっとったマッサージを施行してリンパの流れを改善する、リンパ・ドレナージと呼ばれる手技を持つ看護師も増えています。当院の緩和ケア病棟の師長はリンパ・ドレナージの専門資格を持っており、理論的なマッサージで浮腫を改善させ、手がうまく使えなかった、または、歩けなかった患者さんが改善して退院していくというケースも少なくありません。現在、緩和ケア病棟の看護師にその手法を教えています。

アロマセラピーで、がんに伴う倦怠感（だるさ）が改善できるという報告が米国のがん専門誌に報告されています。アメリカという国は、民間療法的なものであっても、本当に有効なのか否かを必ず検証するお国柄で、アロマテラピーに関しても比較試験をしたのですね。がんに伴う苦痛は痛みだけではなくて、ある時期には、強い倦怠感、身の置きどころもないようなだるさが高頻度に発現します。我々の緩和ケア病棟でも、アロマセラピーとマッサージ併用の有効性を検証する研究を開始する予定です。

さらに鍼灸《しんきゅう》に関しても、がん性疼痛や抗がん剤の吐き気止めに鍼が有効であるという報告がやはり米国で検証され、積極的に鍼治療が緩和医療に取り入れられています。

緩和ケア外来で求められる診断技術

緩和ケア外来で患者さんを診察していると、がんの進行に伴う苦痛と、抗がん剤の副作用の両者で苦しんでいる患者さんをしばしば紹介されます。

例えば、最近の抗がん剤は手足がしびれるという副作用（末梢神経障害）が多いのですが、それに関して、最近、二つの貴重な経験をしました。

私は月・火・水曜に緩和ケア外来を開いていますが、患者さんのほとんどは、例えば乳腺科と私、泌尿器科と私、消化器科と私といったように、同じ日に、各当該科と緩和ケア外来を受診されています。最近、ある患者さんが抗がん剤の副作用で手足のしびれがあったのですが、若干、しびれの感じが違ってきたという訴えがありました。この患者さんは脊椎に転移もあったので、緊急でＣＴ、ＭＲＩを撮ったところ、脊椎の圧迫骨折を起こしかけていました。副作用で隠れていたがんの増悪に伴う症状が、明らかになったわけです。すぐに当該科へ連絡、入院してもらい、放射線治療などで、手足の完全麻痺に発展することは回避できました。

もう一人の患者さんは進行肺がんで、抗がん剤の副作用でしびれや脱力感がある程度あったのが、最近、右腕に特に力が入りにくくなったと言われました。当該科のカルテを見ると、最近、頭のＣＴを撮っていなかったので、緊急でＣＴ診断を行ったところ、脳転移が見つかりました。当該科の医師にすぐ連絡して放射線治療などを施行し、今も元気で通院しています。

このように緩和ケア外来では、がんの進行に伴う症状と、抗がん剤の副作用などが複雑に混在しており、非常に慎重な診断が求められるのです。

時間単位のＱＯＬ

がん緩和ケアをめぐる課題として最後に触れておきたいのが、「時間単位のＱＯＬを、がん治療医が臨床現場で重要と思えるか否か」という点です。

緩和ケア病棟での時間の流れは一見、ゆったりとしているように見えるのですが、実はナース・ステーションの中は戦場です。あっと言う間に一日が終わるという感じです。例えば、五分前に出した薬の効果が悪いと判断したら、投与量を上げるか、薬の変更をしなければいけない。五分前までは無症状だった患者さんが突然吐血する、下血する、そうしたら緊急の内視鏡検査を施行する、輸血する、などなどです。

当院の緩和ケア病棟は二五床ですが、入院患者さんは緩和ケア外来や他病棟での緩和ケアチーム往診では十分に緩和できない症状があるため、それぞれの診断、治療をしていると、あっという間に時間が過ぎていきます。医師も看護師さんも大変忙しい病棟です。

一般の診療科の先生は、緩和ケア病棟はゆっくりと患者さんが寝ていて、優雅な音楽が流れている綺麗な病棟だと勘違いをされる方もいるのですが、そうではなくて、まさに救命救急センターと同じように、分単位、時間単位で変わるさまざまな苦痛に対して、早急かつ適切な治療・ケアを行っている病棟なのです。

3　がんの多彩な症状とケアの留意点

がんの症状は多彩です。いろいろながんがありますが、痛みはどのがんにも共通の症状で、例えばゼロ（まったく痛みがない）から一〇（これ以上考えられない痛み）で測定すると、五、六、七くらいのかなり厳しい痛みで苦しまれる患者さん、八、九、一〇の高度な痛みで七転八倒している患者さんもしばしば紹介されます。

他にも、倦怠感、嘔気・嘔吐、食欲不振、息苦しさ（呼吸困難感）などいろいろな症状を伴っているので、各症状で、まず優先的にどこから緩和するか診断して、治療を開始します。

倦怠感の原因

倦怠感、身の置きどころもないだるさは、がんが進行してくると、痛み以上に高度になる場合もあります。抗がん剤治療や放射線治療などの抗腫瘍治療も倦怠感の原因になります。

化学療法では、抗がん剤を投与して二週間目くらいに白血球が減るのですが、そのころに最も倦怠感が強くなります。逆に放射線治療では、治療が終了してから倦怠感が強くなる場合も少なくありません。それは、この時期がまさに、がんを攻撃する作用が強く出る時期だからです。化学療法の多くは二週間目くらいに最も抗腫瘍効果が出ますし、放射線治療は、照射している最中に小さくなることもありますが、終わってからじわりじわりと効いてくる、つまり照射終了後に抗腫瘍効果が出るのです。ちょうど、抗腫瘍効果と並行して倦怠感が出てくるわけです。

モルヒネなどの鎮痛薬、鎮痛補助薬、向精神薬でも、副作用で倦怠感が出る場合がありますし、貧血、肝機能障害、呼吸不全・低酸素血症など各臓器障害でも倦怠感が出てきます。がん性疼痛でだるさを感じる方もいますし、感染症が原因の場合もあります。

がん悪液質症候群と呼ばれる古くから知られている病態は、がんが進行すると高率に発現しますが、最近、我々の研究でそのメカニズムがわかってきました。がん悪液質症候群に伴う脳神経・内分泌・代謝・免疫系の異常で倦怠感が起こることもしばしばあります。

さらに、心理・精神的な側面も原因にあります。

だるいという症状一つでも、このような病態を絶えず頭に入れて鑑別診断しながら、治療を進めています。

息苦しさ（呼吸困難感）

肺がんや、肺にがんが転移した患者さんで、咳がとまらないとか、息苦しさを訴える方も多く、その場合はただ、酸素の吸入をすれば良いと思われがちですが、実は、咳や息苦しさの特効薬は、モルヒネです。

モルヒネは痛みだけの薬ではありません。いま日本では、強オピオイド系の鎮痛薬（医療用麻薬）としては、モルヒネのほかにオキシコドン、フェンタニルの三種類を使えますが、咳や息苦しさを改善できるのはモルヒネだけです。

ですから、息苦しさを訴える患者さんが来ると、まず、速放性のモルヒネを、吐き気止めの薬と一緒に飲んでもらいます。約三〇分くらいで咳がとまって、息苦しさも軽くなってきます。

日本の医療現場には二つの大きな誤解があって、緩和ケア病棟は死の直前だけに入院する病棟、入ったら出られない、治療をしない病棟という誤解、いま一つが、モルヒネは中毒になる、廃人にする、死を早める、という誤解です。

一度、試しに飲んでみてくださいと言って外来で飲んでもらい、次の患者さんの診察が終わったあとにもう一度診察したときには、咳は止まり、息苦しさも改善している。それを体験していただけると、患者さんもこの薬は安心で効果があるのだということを理解してくれて、以後のモルヒネ治療は円滑に継続できます。

息苦しさの治療は、モルヒネを軸に、ステロイドホルモン投与と適量の酸素投与を併用することが推奨されます。もう一剤追加するとしたら、呼吸困難は、いわば陸でおぼれているようなものですから、患者さんは強い不安感からパニックになってしまう場合も多いので、抗不安薬も一緒に投与することも大切です。

苦痛の悪性サイクルを止める

人間はいろいろな因子で苦痛が左右されるものです。例えば、スポーツ選手が骨折をしていたのにもかかわらず優勝したという話を聞くことがあります。この場合は、試合に全精神をかたむけて苦痛の感じにくい状況になっているからです。同様に、楽しいことなども苦痛の感じかたを軽くします。これを「苦痛の閾値が上がる」と言います。

その逆に、痛みを感じやすくする、つまり苦痛の閾値が下がってしまう場合があります。不眠、不安、抑うつなどが原因になりますが、医療者とのコミュニケーションがうまくとれていないときや、家族間でトラブルがあった後などに苦痛が強くなる患者さんもいます。

一日のなかでも、朝、回診したときと、外来が終わって、午後、病棟に戻ってきたときに看護師さんが診察するときとでは、苦痛の強さが異なっている場合があります。

この場合、病気の進行や薬の効き方以外に、午前中に何か閾値を左右する因子が加わっていないか、考慮すべきです。人間は機械ではないので、注意すべき点はいろいろあるわけです。

痛みが強くなると患者さんはがんがすごく大きくなったと勘違いされ、不安感が強くなり、抑うつ的になってしまう。すると閾値が下がってさらに痛みを強く感じ、他の症状も強くなります。いわば「苦痛の悪性サイクル」に入ってしまいます。

ですから、一分一秒でも早く患者さんの痛みやその他のつらい症状を緩和して、「苦痛の悪性サイクル」を早くとめる、予防することが、患者さんのＱＯＬと、生命予後を大きく左右します。

がん疼痛治療はオーダーメード医療の原点

最近、欧米からの報告で、非常に高容量のモルヒネを投与されて痛みがとれている患者さんと、モルヒネ投与が不十分で痛みのある患者さんを二群に分けた研究で、大量のモルヒネ投与で痛みがとれて、あたりまえに近い生活をしている患者さんの群のほうが有意に長生きできているとの報告が相次いでいます。当然といえば当然の結果ですが、モルヒネは真に有効な薬なのです。

二〇ミリで効く場合もあれば、二〇〇ミリ、時には五～六〇〇ミリ必要な患者さんもいます。これだけは患者さんそれぞれで至適投与量が異なります。

モルヒネ投与量が病気の進行度や重症度に比例するわけでもありません。

最近、オーダーメードがん医療という言葉がよく使われますが、オーダーメードがん医療の元祖が、がん疼痛治療なのです。

モルヒネの副作用

我が国では、先ほど触れたように、モルヒネを含む三つのオピオイド鎮痛薬が使えるようになりました。決して中毒になったり廃人になることはなく、それどころか、痛みがとれたことによって、「元の自分に戻ることができた」「あたりまえの生活に戻れた」とおっしゃる患者さんが非常に多いのです。

また、こういう鎮痛薬は胃や十二指腸粘膜にダメージを与えるのではと心配する人もいますが、それもありません。

モルヒネは死を早めてしまうのではという誤解もありますが、これに関しては医師にも責任があります。患者さんが痛い、苦しいと言ってもずっと我慢させておいて、亡くなる直前になって点滴等でモルヒネを突然大量に投与すると、副作用が強く出てしまい、呼吸が止まってしまう。そうすると、ご家族はモルヒネで死が早まってしまったと誤解してしまいます。適切な使いかたをしないために誤解を招くことが、まだ日本には見られます。

モルヒネの副作用で注意すべきことは、何割かの患者さんに出る吐き気です。これは、抗がん剤をうまく使える医師であれば、必ずうまく予防できるはずです。というのは、抗がん剤も、治療の最初に嘔気や嘔吐が出ますが、それをうまく抑えられるか否かが、その後の抗がん剤治療を左右するからで、つまり副作用なくモルヒネを使用できるか否かが、痛みの治療を左右するわけです。

抗がん剤をうまく使える医師であれば、がん疼痛治療もうまくできるはずです。嘔気や嘔吐は、吐き気どめを最初の二週間、飲んでいただければ防げます。

オピオイド鎮痛薬等を使ったがん疼痛治療法については、「WHO方式がん疼痛治療法」と呼ばれる国際標準の治療が確立しており、これを適切に行えば、痛みの八五パーセント以上はとれます。すでに一九八〇年代には確立された方法ですが、日本ではまだこれを知らない医師が多いことも現実です。

「WHO方式がん疼痛治療法」では、軽度の痛み、中等度の痛み、高度な痛みと三段階に分けて、それぞれ薬を使いわけていきます。この三年以内には、がん治療に携わる医師に、少なくとも痛みの治療の基本はできるということを目標に、教育を開始したところです。

モルヒネの効きにくい痛み

少し専門的な話になりますが、モルヒネの効きにくい痛みというのもあるということに触れておきます。

神経障害性の痛み（神経因性疼痛）と呼ばれる、モルヒネなどのオピオイド鎮痛薬が効きにくい痛みがあり、これは神経の損傷や障害によって起こります。

例えば頭頸部のがんは、頭蓋底や顔面骨のように神経が小さな穴から出ているような部位で悪さをして、がん自体の大きさは小さくても、モルヒネなどが効かない痛みの頻度が高いがんです。肺の上のほうにある神経叢を巻き込む肺がん、乳がんや肺がんが肋間神経を巻き込んだ場合なども、モルヒネが効きにくい痛みが出てきます。その他、身体の中心部には太い神経の束が集中していますので、膵臓がん、そして結腸・直腸がん、泌尿器科領域のがん、婦人科領域のがんなどもモルヒネが効きにくい痛みの頻度が高いがんです。

このように、モルヒネだけを増やしても効かない痛みがあるということを理解していただければと思います。この場合は抗けいれん薬、抗うつ薬、ステロイドなどの鎮痛補助薬を追加することや、神経ブロックを併用することで緩和できるので、緩和ケア科やペインクリニック科の医師に相談するとよいでしょう。

4　病院内緩和ケアチームの活動

症状のアセスメント（評価）

今、我々の病棟では、最初に患者さんが入院したときに、どのような症状があり、どの程度つらいか、そしてそれが日常生活にどう影響しているかについて、初期評価票に記入をしてもらっています。1から10の数字で、だいたいこのあたりというところにマルをつけてもらう方式です。例えばこんな項目が並んでいます。

症状の評価——0（まったくなかった）～10（これ以上考えられないほど強かった）
疼痛／だるさ／吐き気／睡眠障害／ストレス／息切れ／もの忘れ／食用不振　等
症状による生活の支障——0（支障はなかった）～10（完全に支障になった）
日常生活の全般的活動／気持ち・情緒／仕事（家事）／対人関係　等

こうして、患者さんのプロファイルを把握して、これに診察所見、画像診断結果、採血結果などを加味して、総合的に、今後の治療・ケアの方針を決めます。

緩和ケアでは、患者さんの訴え、これをどう適正に評価するかが大変重要です。採血をすればわかる、レントゲンを撮ればわかるというわけではなく、例えば血中の酸素濃度一つとっても、同じ数値でも患者さんによって、息苦しいと言う方もいれば、まったく大丈夫と言う方もいます。患者さん自身が、今、どのように感じているのかをいかに把握するかが重要なのです。

もちろん、採血結果や画像診断結果など、さまざまな検査結果も重要です。

例えば倦怠感が強い場合は、がんの進行に伴う貧血が原因である場合も多い。

その他の例として、組織型が扁平上皮がんと呼ばれるがんのなかには、血液中のカルシウム値を高くする物質を出すものがあります。すると、ある日突然、眠気が強くなったり、喉が非常に渇いたりなどの症状が出てきます。カルシウムをすぐに下げる薬もいくつか出ていますので、採血によってカルシウム値をチェックすることも大事です。

画像診断も同じように、痛みがどうして出ているのか、どこで消化管の通過障害があるのかといったことを把握するためには必須です。

カンファレンスの実際

緩和ケア病棟では、医師も看護師も非常に熱心なので、どうしても議論が白熱して感情的になってしまう場合もあります。ですから、有意義な議論をするために大切なことは、患者さんの病態を把握して、絶えず共有する機会を持つということです。

患者さんが今なぜ、そういう症状を出しているのか、例えばせん妄が出ているのであれば、薬が原因か、脳転移が原因か、肝不全が原因かがん悪液質症候群が原因かなど、鑑別診断をしつつカンファレンスを進めます。

癌研有明病院では、緩和ケア病棟のカンファレンスは月曜日から土曜日まで日に二回行っています。

緩和ケアチームは月~木曜日に、診察依頼を受けて往診しています。我々の緩和ケアチームでは年間一、〇〇〇人以上を診ていますが、非常に良かったのは電子カルテを導入したことと、看護師からも緩和ケアチームへの依頼ができるようにした（医師との合意があればですが）ことです。これにより、緩和ケア科へのアクセスが非常に早くなりました。先に触れたように、ジャスト・イン・タイムでオーダーしてもらえば、短期間で苦痛をとることができるわけです。

また、緩和ケア・キャンサーボードと呼ばれる検討会議を週に一回行っています。これには、緩和ケア科の医師、腫瘍精神科医、心理療法士、薬剤師、放射線科治療医、画像診断・IVR（インターベンショナル・ラジオロジー）専門医、麻酔・ペインクリニック科医などが参加しています。

最近では、我が国では初の緩和ケア・リンクドクターと呼ばれる、各診療科で緩和ケアの窓口となる医師を全科で選出してもらい、より円滑に緩和ケアチームとの連携がとれるようになっています。

平成一九年のデータでは、癌研有明病院で亡くなられた患者さんの約八割が、緩和ケア病棟でソフトランディングをされています。

苦痛緩和治療・ケアの専門性の高い病棟で、最期まで苦痛なく、看病する家族の方もリラックスできる環境で、その方らしい最後を迎えられています。

緩和ケアチームと担当主治医との連携

緩和ケアチームへは、さまざまな病棟から年間一、〇〇〇人以上の依頼が来ます。我々のアドバイスに応じて、ある程度は担当医が対応できる場合もあれば、我々が一からすべて指示する場合もあります。

我々が「こうすればいいのに」と思っても担当の主治医の反対でやってもらえなかった医療行為は、輸液の減量と、倦怠感、呼吸困難感、神経障害性疼痛治療に有効なステロイドの投与です。

患者さんの病態に応じた適正な輸液量があるのですが、点滴を減らすことは、一般の医師にはなかなか抵抗があるようです。我々も注意しなければいけないのは、緩和ケアチームが行って、患者さんや家族に十分に説明しないまま点滴の量を減らしてしまうと、やはり緩和というのは何もしないものなのだとか、ついに点滴も減らされてしまったというように誤解されてしまいます。そうではなく、その患者さんの病態に合った点滴の量を考えて減量しているのです。

ステロイドも、適切に使えばこれほど良い鎮痛補助薬、倦怠感や呼吸困難感の治療薬はないのですが、感染が怖い、胃や十二指腸の粘膜障害を起こすのではという思い込みがかなりあります。この二つはまだ当院でも、医師同士の議論になるテーマです。

緩和ケアチームへの依頼項目としては、難治性の疼痛、特にモルヒネの効きにくい神経障害性の痛みに対する依頼が最も多く、他に、呼吸困難感、倦怠感、腸閉塞、リンパ浮腫、精神症状（せん妄、抑うつ）など、さまざまな依頼があります。

緩和ケア病棟には入退棟検討会というものが義務付けられています。毎週木曜日の午後三時から、私と看護師長・副師長とソーシャルワーカーの四人で、患者さん、ご家族の方に記入していただいた用紙と、医師に電子カルテに入力してもらったカルテ記載の三つを読んで検討します。新規登録患者さんの決定や、退院予定患者さんを決めたり、待機している患者さんの中でこの患者さんは急がないとだめだとレベルアップしたりと、内容の濃いカンファレンスになっています。

緩和ケア病棟へは、緩和ケア外来から申し込みをする場合と、緩和ケアチームから来る場合と、二つの窓口があります。

癌研有明病院も三年たちましたが、当初は、切った張ったの最右翼のがん病院で、緩和という言葉を口にすると、何だそんなもの、という雰囲気の病院だったのですが、やっと最近になって、緩和ケアは終末期だけの医療ではないということが理解されてきて、さらには患者さんから各科の医師に対して、早くから緩和ケアに診察依頼してほしいと希望する場合も増えてきました。

がん治療医に求められる〈五つのS〉

最後に、「がん治療医に求められる〈五つのS〉というのをご紹介して、私の話を終わりにしたいと思います。

（1）科学（Science）——基礎研究の臨床応用（translational research）などに基づいた新たな治療戦略の確立や、最新の情報を整理してより良い医療を提供できる能力

（2）技術（Skill）——熟練した医療行為や円滑なコミュニケーションを遂行できる能力

（3）センス（Sense）——真に〈根拠に基づいた医療〉（ＥＢＭ　Evidence-Based Medicine）を理解し、患者さんに応じた適正な医療を柔軟に選択・提供できる能力

（4）感受性（Sensitivity）——患者さんや家族の苦痛や悲しみなどを把握、共感でき、それに対処できる能力

（5）システム（System）——施設におけるソフトとハードの改善を継続できること

第8講

いのちを大切にするということ

沼野尚美

心をケアする

ぬまの・なおみ▶六甲病院緩和ケア病棟チャプレンおよびカウンセラー。武庫川女子大学薬学部卒業後、神戸ルーテル神学校修士課程およびケンシントン大学大学院行動科学研究科修士課程を修了（心理学・カウンセリング専攻）。病院薬剤師から病院チャプレンとカウンセラーに転身。淀川キリスト教病院、姫路聖マリア病院などを経て、現職。京都ノートルダム女子大学非常勤講師。著書『癒されて旅立ちたい』（佼成出版社、2002)、『共に生きる道』（佼成出版社、2004)

皆さん、こんにちは。昼食のあとの一番眠たい時間に私のお話を聞いてくださること、条件としてはちょっとリスクがありますけれども、私にとっては、ひょっとしたら皆さんとは一生に一度の出会いかも……という気持ちがあります。というのは、私は関西に住んでいて、今、神戸の六甲山脈のふもとにある病院で勤務をしております。関西出身以外の皆さんと、これからの人生でどこで交差をすることがあろうかと考えますと、今日の出会いを感謝して、いただいた時間を大切にして、お話をさせていただきたいと思います。

1　死ぬよりも怖いこと

私は高校生のときに医療者になりたいと思いましたが、実は、人の死と血を見る勇気がなくて、なんとなく縁の下の力持ちのような職種でありたいと思って、大学は薬学部で学びました。どうしても病院勤務でありたいという妙なこだわりもあって、当時、新しくできた病院に、卒業してすぐに薬剤師として勤務をすることになったのです。

人には心がある

二年目になったとき、院長先生に、患者さんのもとにお薬の説明に行きなさいと言われました。二十何年も前の話ですが、ある日、六人部屋の患者さんの一人一人にお薬の説明をしていたとき、遠くのほうから太鼓とおみこしの音が聞こえてきたんですね。今日は祭りだったのかと思いながら仕事を続けておりましたら、今まさに太鼓とおみこしが、この病棟のそばの道を通っていくというとき、六人のご婦人たちがむくむくと起き上がって、皆さん、同じお姿をおとりになった。隣の方に声をかけるでもなく、誰かのアイデアで全員が同じことをしたわけでもなく……一人一人が自分の意思でなさったことが、たまたま同じ姿になったということでありました。何をされたか。ベッドの上にきちんと正座をして、音の方角に向かって手を合わせ、深々とおじぎをされたのです。それは拝んでいる姿でありました。六人が六人、皆が心を込めて拝んでおられる姿を見たときに、私は声をかける気持ちになれませんでした。

やがて太鼓とおみこしの音が遠ざかっていき、皆さんはまた納得したようにベッドに仰向けになられました。その間誰一人、声を上げることはありませんでした。それで私は、たまたま近くにおられた婦人に、「今、何をしておいでになられましたか」と聞きました。すると、とても寂しそうな、悲しそうな顔をなさって、こうおっしゃった。早く死にたいと思って拝んでいた、と。生きていても何の楽しみもない、早うお迎えが来てほしい。それは二三歳のときの思い出でありますが、大変ショックな出来事でした。

そしてその方は、早くお迎えが来てほしいと言わざるをえない、自分の今までの人生を語り出されたのですね。ほかの五名はじっと聞き入っておられたようでした。やがて他の方々がその人に向かって、○○さん、私たち、同じ病室なのに、これまでこんな話は一度もしたことなかったね、とおっしゃりながら、それぞれに自分の人生を語り出されました。

私は薬剤師という立場で、皆さんのこの会話につきあうべきだろうかと少し悩みました。人の心と関わるとは誰の仕事なのか……。誰の仕事というものでもない領域かもしれません。しかし当時の私には、自分の仕事じゃないという気持ちもありながらも、こういう話こそ聞かなければならない、その大切さを感じさせるものが、その日、その病室にはあったのです。私は結果的には、その方々の話を聞かせていただくことになりました。

やがて、話がひとしきり終わったとき、皆さんがふっと病室の片隅でずっと話を聞いていた私の存在に気がつかれて、一斉に私のほうを見ました。そして一人のご婦人が、まるで六人を代表するようにこうおっしゃった。「沼野さんね、人には心というものがある。その心に喜びとか、楽しみとか、希望というものがなかったら、人というのは、自分の命を生きいきと輝かせて生きることができないのよ」と。この言葉はやがて、私にとって非常に大きなものになっていきました。人には心がある。そして、心に喜びや楽しみや希望がなかったら、自分らしく輝いて生きることはできない。

皆さん、人生には、こんなはずではなかったと思うことがたくさんあります。私は今から十数年前の一月一七日、阪神・淡路大震災を体験しました。寝たままの状態で震度七というものを味わって、ベッドから振り落とされまいとしがみついた、そういう経験があります。親しくしている数名の者を失いました。前の日までそんなことを想像もしなかったのに、一夜明けて、人生がこんなふうになる可能性があるんだ。それに非常に怖さを感じました。

私たちは、こんな目には絶対にあいたくないと思うようなことを、人生のなかで何度も味わっていかなければなりません。そのうちの一つが病気でしょう。今、三人に一人ががんになると言われます。私たちは、がんの患者さん、なかには皆さんと同じくらい若い患者さんたちも病院にお迎えしてきました。がんになることはもちろん誰にとっても願わしいことではありません。しかし、こんなはずではなかったと思う人生を抱えながらも、それでも、自分の命を輝かせて生きる人はいるのですね。

がんになった人を多くの人は気の毒な人と言います。もちろん病気になったことは、その人にとって願わしいことでなかったことは確かです。けれども、病気になってしまった人をまるで不幸であるかのように決めつけてしまってはいけません。幸せって、誰が決めるんですか？　人に決めてもらうものですか？　人に「お気の毒に」と言われる筋合いはないわ、と思ったことはありませんか。

幸せは、実は、自分で決めるもの、自分で見つけるものなのですね。幸せを決めるキーになるものは何か。それは心の持ちかた、心のありかたなのです。同じように不幸だと思うかもしれない事情を抱えながらも、私はどうせ不幸なんだからと自分で自分の首を絞めるような生きかたしかできない人もいるかと思えば、つらい状況のなかでも活気を持って、自分を見失わずに生きられる人もいるのですね。問題は、心の持ちかた、心のありかたなんだということを、私はホスピスの患者さんから教えていただいたのです。

死ぬよりも怖いこと

私が高校一年生だったころのことです。中学からずっと一緒の親友と、いつも待ち合わせて一緒に帰っていたのですが、土曜日の午後、帰る道々、「あした日曜日だけど、どうする?」と聞いたら、友だちが「久しぶりに部活がないから、おじいちゃんの見舞いでも行ってくる」と言った。「えっ、おじいちゃん、病気だったの」と聞いたら、「うん、胃がん」と言いました。私はこのとき生まれて初めて「がん」という言葉を聞きました。でも、どんな病気か知らなかったので気楽なもので、「じゃあおじいちゃんに優しくしてあげたら」と言ったら、「うん、そのつもり」と、軽い会話で別れたのです。

さて、月曜日の下校時にいつものように待ち合わせして一緒に帰りながら、「おじいちゃん、どうだった?」と聞いたら、彼女は泣き始めて、それからずっと泣きながら話してくれました。

彼女の家では商売をしていて、まさか一人で見舞いにいくとは夢にも思っていなかったお母さんとおばあちゃんは朝、商売に出てしまって、彼女はおじいちゃんは今どんな様子かをまったく聞かないで行ってしまった。そして、身内ですから、病室を見つけてノックもせずに中に入り、「おじいちゃん、来たよ」と言った瞬間に見たおじいちゃんの姿。おじいちゃんはものすごく痩《や》せて、胃を押さえるように「く」の字になって、まるでジャンピングでもしているかのように、ベッドの上でのたうちまわって苦しんでいたのです。

それを見て愕然《がくぜん》として言葉も出ずにぼーっと横に立っていたら、おじいちゃんのほうが彼女に気がつき、「おまえ、何してんねん。ぼーっとしてないでさっさと包丁持ってこい。おじいちゃんを一突きに突き刺してくれや」と、泣きながら、怒りながら言った。彼女はどうしていいかわからず立ちすくんでいたら、おじいちゃんはもっと激しく、「おまえ、何してんねん」「おれを殺してくれ」と。彼女は怖くて怖くてだんだん後ずさりして、後ろも振り返らないで走って家に帰ったというのです。私は将来こんな仕事につくなんて、当時は夢にも思っていませんでしたが、そのときに、彼女が言ったひとこと、非常に意味のある言葉を忘れられません。「おじいちゃんが別人のようで怖かった」と。

皆さん、三十数年前、がんという病は、苦しんで死ぬ病気だったのです。がんにだけはなりたくないと多くの人々に言わせた病気でした。苦しむこと、死ぬことは怖いことでしたが、ある意味でもっと怖かったことがあった。彼女がそれを教えてくれました。「おじいちゃんが別人のようで怖かった」。自分が自分でなくなるということ。優しい人が鬼のようになってこの世を去るということ。それまでは、他人様のお世話をよくなさって周りの人から好まれていたような人が、まるで別人のような姿になってこの世を去るということ。死ぬのがつらいというよりも、自分が自分らしくなくなるということが一番つらいのです。それゆえに多くの人々に言わせた言葉、「がんだけにはなりたくない」。

もちろん今でも、がんにはなりたくないものです。けれど今は、緩和医療という世界がたいへん進歩して、がん特有の痛みとさまざまな不快な症状を和らげることができるようになりました。ということは、死ぬのは免れられないとしても、死ぬまでの時間、この病気とおつきあいをしながら、自分らしく生活をすることができるようになった。緩和ケア病棟、ホスピス病棟では、のたうちまわるほどの苦しみを感じている人を見たことがないという、ありがたい時代になってきたのです。

心がのたうちまわる

ここで皆さんと一緒に考えたいことがあります。身体は楽になった。けれど病気がなくなったわけではない。ここが問題なのです。がんはそっくりそのままどこかにあって、じわじわと大きくなる可能性もある。しかし身体で感ずるものは少し楽になった、ということはどういうことですか？　身体が楽になった分だけ、いろいろなことを考える時間も持てるようになってしまったんです。

のたうちまわる苦しみのときはそのことで精いっぱいです。とにかくこの苦しみをどうにかしてほしい、それだけです。しかし、痛みや苦しみがおさまったら、病院のベッドのなかで、人って何を考えると思いますか？　自分の人生を考えるんですね。いろいろな思い出を振り返って、これまでの生きかたを考えたり、時には自分の心の内まで見えてくるのですよ。心の内を見るってどういうことでしょうか？　今まで友だちに自分は意地悪をしてこなかったかな。お母さんを悲しませたり、苦しませたりしなかったかな。あの時にあんな言葉、あの人に言わなきゃよかった。あんなことをしなきゃよかった。そうしたら、あの人をあんなに苦しませることはなかったのに。または、人から傷つけられたことを妙に思い出してしまう。

結局、身体がのたうちまわらなくなった分、どうなったかと言いますと、今は、心がのたうちまわる。心の葛藤を持つ時代になってしまったのです。そして、周りの人に心の底から叫んでいる。私の、僕の心の葛藤につきあってくれる人がほしい。悩みを聞いてくれて、心の痛みをわかってくれる人がほしい、と。これが今という時代なのですね。

皆さんが誰かのお見舞いに行くときに、一番していただきたいこと、それはその人の語る言葉に耳を傾けてさしあげることです。そして、皆さんのなかから、そういうことを専門とするプロの人も生まれてほしい。私の仕事を継いでくださる方がほしいなと思っています。

2　伝えなければいけないメッセージ

皆さん、マザー・テレサって、ご存じですか？　もう亡くなられましたが、インドのカルカッタのスラム街で「死を待つ人の家」という施設を作って、病気や老いで死にゆく多くの方々を支えておられた方です。「死を待つ人の家」、日本人ではとてもつけられない施設名ですね。マザー・テレサは大変小柄な方でしたが、存在感の非常にある方だったそうです。

ある日、テレビでそのドキュメンタリーが放映されました。私はそれを、身を乗り出すようにして見ました、というのは、二つの点に心を惹かれたからです。一つはマザー・テレサの時間の使いかた。そしてもう一つは人との関わりかたです。

「死を待つ人の家」で

「死を待つ人の家」には、次から次へ多くの人が運ばれてきて、簡素なベッドに寝かされていきます。そこへマザー・テレサが登場する。マザー・テレサは、できるだけ多くの人に触れるように努力されていたようで、結局、一人にかけた時間は、五分くらいであります。短いですね。できるだけ多くの人に声をかけようと思ったら、やはり一人に対してはすこぶる短い関わりしかできないわけですが、それがまた実にポイントをついた関わりかたでした。

皆さんが人との関わりのとき、ついやってしまうことはなんですか? あるいは、皆さんがお父さん、お母さんから言われて腹が立つ、嫌だと思うこと、キレそうになることってなんですか?

たとえば、人から何か説得されたとき、腹が立つことはないでしょうか。特に、親がつい言ってしまう言葉、「あなたのことを思って言っているのよ、お母さんは」。そう言われると、なぜか腹が立つ。私のためって、ちょっと待ってよ。それはお母さんのため? 家のため? そう言いたくなるときはありませんか。私のためと言うよりも、あなたのためじゃん、それ。言っている人のニーズのほうが優先されているとき、人は不愉快な思いをするものです。

誰かに早く何かを理解してもらおうと思ったり、こちらの味方についてもらおうと思うとき、私たちがついついやってしまうことは、言葉を使い過ぎるということです。言葉を尽くして相手に話そうとする、それは説得という作業なのです。マザー・テレサは一切、こういう愚かな方法はお使いにならなかった。言葉に頼らず、五感を使われた。

まず、ベッドに付いているネーム・タグ（名札）を見ながら、その人の名前を呼びかけました。日本的に言えば「田中さん、おはようございます」と言っているみたいなものです。そうしてまず声をかけられたのですが、この余命幾ばくもない人は声をかけてもらったぐらいでは目を開けようとはしない。なぜなら、そのまま通り過ぎて行ってしまう可能性があるからです。私たちは多くの出会いを持ちながらも、通り過ぎてはいませんか。

ところがマザー・テレサはベッドにさらに近寄っていって、その人の手をとられた。これこそが出会いであります。さすがに自分のそばまで来て手を握られるということは、相手は何かを感じます。テレビのカメラは彼がまぶたを一所懸命開けようとする努力をキャッチしました。しばらくまぶたを開けていなかったので、すぐには開かない。ゆらゆらしながらやっと開いたと思ったら、今度はどうなっていたと思いますか。すぐ目の前にマザー・テレサの顔があって、自分を一心に見つめている。

こういう場面も、最近は非常に乏しいことです。皆さんは、最近どなたかに一所懸命見つめてもらったことがありますか？　誰かに話しかけても、何か流れ作業みたいに、「うん、聞いてる聞いてる、ちょっと携帯見ながら聞かせてもらうわ」という感じで、聞いてもらったという感覚がもてない。「メール見るのか私の話を聞くのか、どっちかにして」といっぺんくらい言ってみたい。聞いてもらったという感覚、ありがたさは、どれだけ時間をかけてもらったかじゃない。聞いてもらったときの相手の聴く態度で、満足するかどうかが決まるのです。一心に聞いてくれるということは、すべてを置いてこちらを見つめてくれること。

非常に短い時間でしたが、その人とマザー・テレサの目がお互いに食い入るように見合っている姿が、映像として映し出されました。瀕死《ひんし》状態のその人にとって、それは釘付けにされたような時間であり、「どちら様か存じませんが、あなたはどうして私をそんなに見つめてくださるのですか」と言わせるほどの迫力があった。これはまさしく、「私はあなたに関心がある」という姿です。

そして、さらにマザー・テレサの手は彼の背中に及びました。彼を静かに起こし、コップからスープのようなものを一口すくいあげて、口の中に入れました。皆さん、匂いのするもの、そして食べる物ってどういう意味があるか、わかりますか？　口のところへ持ってきたときにプーンと美味しそうな匂いがする。これは何を意味するか。多くの人は、食べ物と自分の人生とが直結しているのですよ。

私が勤務しているホスピス病棟、別名緩和ケア病棟では、いよいよ死が迫ったとき、患者さん方が皆さん、おっしゃるのです。故郷の食べ物が食べたい、と。「食べたい」と言うときには、ほとんどの方がもう十分に食べられる状態ではありません。食べ物には、小さいときからの思い出や故郷とのつながりを感じるものがあるのです。食べ物には人生を想起させるほどの力がある。そして食べること、飲むこと自体が、本人にとっては、生きていることを確認することでもあるのです。

そしてまた、その行為がタイムリーだったらどうでしょうか。自分が最もそうしてもらいたいときに、その食べ物が口に入ること。本当にしてほしいと思っていることを、相手が気をきかせてやってくれたら、皆さんどんな気持ちになりますか？　自分がお願いをする前に、相手がその気持ちを酌《く》んで何かをしてくれる。そういう経験はありますか？　そんな友だち、持っていますか？　または、そんな友だちになれますか？

私たちは、言われてから相手の必要に応じたのでは遅いのですね。言われる前に相手の必要を感じとれる感性がほしいですね。

マザー・テレサの問いかけ

さて、マザー・テレサはなぜ「死を待つ人の家」をつくったと思いますか？　これは無人島の話ではありません。あちらでもこちらでも人が倒れていて、その横を多くの人が行ったり来たりしているんです、でも誰も声をかけない。そういう人たちをジープに乗せて「死を待つ人の家」に収容するということはどういうことですか。路上で死んでもらっては困るので、なるべく同じ場所にかき集めて、そこで死んでいただいたほうが、のちのちの対処がしやすいからですか。もちろん、そんな愚かな理由のためにこの施設はつくられていません。

私は、テレビを食い入るようにして見ながら、マザー・テレサの必死な心の叫びというか、メッセージを受けとったような気がしました。マザー・テレサは、この方々が近い将来この世を去っていくということは十分にご存じでした。非常な心の痛みを持って、人がこの世を去るということを覚悟されている姿にも見えました。

皆さんのなかには、将来、医者になられる方がいらっしゃることでしょう。どんなに手を尽くしても助けることのできない人の死を受けとめるということ、それも大事なことなのですね。心の痛みを持ちながら受けとめなければならないことがある、それが人の死だということです。

マザー・テレサはそれを覚悟し、痛みとして感じながら、それでもなお亡くなるまでの間に、この人たちに伝えなければならないメッセージがあると思っておられたように見えました。届けなければならないメッセージ、それは何だと思いますか？　単純な言葉ですがとても大事な言葉。「あなたは大切な人なんだよ」というメッセージです。そのメッセージを、マザー・テレサは一つ一つの行為に込めておられました。

時々塾帰りの小・中学生たちと一緒になったときに、「僕なんて」「私なんて」という言葉をよく聞きます。その後に続く言葉はなんでしょう。「僕なんてどうでもいい」「私なんてどうでもいい」。自分を粗末にしている言葉です。それならば、どうしたら自分を大事にできると思いますか？　自分を大事にすることは、どのようにして学ぶことができるのでしょうか。

自分を大事にできる道はたった一つ、人から大事にされなければならないのです。人から自分が大事な人間として扱われたとき、人は初めて自分の値打ちに気がつきます。自分には価値があるのだと思える。あなたはかけがえのない大事な人なんだよということを身体で感ずるというんでしょうか。もちろん、言葉としても聞きたい。でも、身体で感じてこそ、初めて、自分はどうでもいい人間じゃないんだということに気がつくのです。

マザー・テレサはおっしゃりたかったんでしょうね、あなたは大切な人なんです、非常に価値のある人なんですよ、と。最後にこのメッセージを送りたかった。なぜならば、その方々が、生まれてきてよかった、今日まで生きられてよかったという気持ちでこの世を去ってほしいから。このメッセージを届けることは非常に大きな、重みのある、意味のあることなんだということを、マザー・テレサはご存じだったということであります。

日本という恵まれた国で私は仕事をしています。インドのカルカッタとは全然違う豊かな環境です。しかし日本の患者さんのなかにも、「私の人生ちっともいいことなかった」と言い切られる人がおられる。そんなことを言われた方に、「〇〇さん、何十年も生きておられたら、良いことと悪いことといろいろおありだったんじゃないですか」と申し上げると、その人はものすごく怒りました。「ちっともいいことなかった、私の人生不幸だったたって言ってるでしょう」と。そのおっしゃりかたがとても悲しそうでした。

私はそれから、その方のライフレビュー、つまりその方の人生をかいまみる作業をお手伝いしました。小さいときからの思い出を、願わくは楽しくお話ししていただけるように、小さい質問を用意しながら、時間をかけてお聞きしたのです。

一カ月半たったときに、彼女はなんと言ったと思います？「私の人生にも結構楽しいこともあったんだ」と。「自分の人生にも意味があったんだ。けっこう楽しい思い出、幸せと感ずる瞬間があったんだ」と言って、にこっと微笑んだ。その嬉しそうな表情を見て、私はほっとしました。生まれなければよかったという気持ちでこの世を去ってほしくない。そのための援助が、今の私の働きの一つのテーマです。

親切で、よく気がつく、賢い人

さて、皆さんのなかで入院したことがある人はおられますか？　私も二回あります。そのときに、医療者や見舞客つまり、そばに来てくれる人は誰でもいいわけではありませんね。来てほしいと思う人と、来てほしくない人とがいる。病気になって、ベッドで過ごしてみたらわかるんです。見舞いに来る友だちの心が、ベッドサイドに立つ人の心がよく見えてくるのです。

いよいよこの世を去るぐらいの大きな病気になったとき、人はもっと思うのです。誰でもいいわけじゃない。私を支えてくれる人はこんな人であってほしいという要望があるのです。ここに、『看護学原論』という看護師さんがお読みになっておられる本があります。あるとき手にとりましたら、願わくはこういう人に世話を受けたいという条件が書いてありました。読んでみたら、えらい簡単じゃないですか。親切で、よく気がつく、賢い人に世話をしてもらいたいと書いてあるわけです（「臨死患者の権利宣言　第一六」より　P・A・ポッター&A・G・ヘンリ著、大道重夫訳）。

ところが、これ、平たい言葉ですけど、内容が深い。「親切で、よく気がつく、賢い人に世話をしてもらいたい。そういう人なら、私のしてほしいと思っていることをわかってくれるだろうし、私が死と向きあうのを心を込めて支えてくれるだろう」。死生観を持ちなさいとか、宗教を持ちなさいとは書かれていません。さて、この三つの言葉にはどんな意味があるのでしょうか。私見をお分かちしたいと思います。

「親切で」とはなんですか。人柄をあらわしますね。その人が来たらほっとする温かい人柄。温かい人柄のなかには人間性の成熟が含まれていますね。その人自身が、自分の人生の甘い辛いをどう消化してきたかということです。人生で苦しいとき、その人はどういうふうに過ごしてきたのか。すべてを人のせいにして怒っていたのか、苦しみのなかから何かを学んできた人なのか、それで大分違ってきますよ。人としての成熟度、円熟度です、皆さん。自分の内面を磨いていくということですね。

二つ目は「よく気がつく」。これは今のいわゆる「KY」で、空気を読める人ということです。ぼーっとしていたらだめです。緊張感を持って、何かをこの人から酌《く》みとろう、何かを感じようというぐらいの気持ちで相手を見つめる感性。気がつくからこそ、何かができるわけです。

そしてもう一つ、「賢い人」。これは学歴ではありません。

皆さん、小学校のときからの友だちとずっと仲よくしているという人、ちょっと手を挙げて？あ、いますね、嬉しいですね、友だちは宝ですよ。友だちを大事にするというのはいいですね。しかしなかには、すごく仲良かった人とうまくいかなくなったという人もいるのではないですか？どこが具合悪かったんでしょうか。自分の責任だけじゃなく、相手にも原因があるかもしれません。私は友だちでいたかったのに、向こうが去っていったということもあるかもしれません。

私たちは、人間関係で失敗することが多いのです。男女の関係もそうですね。あとで考えたら私が未熟だったということがいっぱいある。あのときにもっとこうしたらよかった、こう言えばよかったという後悔の気持ちを持つことがあります。未熟なゆえに失敗をすることがある。

ところが、この失敗から学ぶことができるのですよ。失敗から学ぶことによって成長する。失敗することによって、次のチャンスに生かせる賢さを持てということです。

人生のなかから学べる賢さを持っている人、そういう人に世話をされたいということです。よく気がつくような人がそばにいてくれたら、どんなにありがたいかと思いますが、人に要求するだけじゃなくて、私たちみずからも、人に対してよく気がつく人でありたい。自分の失敗をばねにして、そこから何かを学びとれる自分でありたい。これは何も医療者だけではない、誰にとっても大切な人生教訓です。病める人は、そういう人にそばにいてもらいたいと願っているんだ、ということを覚えておいていただければと思います。

怒りとのつきあいかた

もう一つ触れておきたいことがあります。現代において大きな問題になっていることの一つは人間関係です。人間関係で傷つかないで生きるというのはかなり難しい時代になってしまいました。人は傷ついたときに怒りを持ちます。腹が立つんです。その人をなんとか貶《おとし》めてやろうというぐらいの気持ちになります。自分を傷つけた人がこの世に生きていることすら許せなくなるというほど腹が立つこともあるでしょう。

人間関係の摩擦で傷ついたときに、自然に生まれるのが怒りなのです。ですから、怒りとどう向きあって生きるかということが大切な課題となります。怒りの向きあいかたには、大きく分けて二つの道があります。一つは、修正のきく相手、または自分より弱い相手に対して、甘えとして自分の怒りをぶちまけて発散するという方法です。あまりいい方法だとは言えませんね。もう一つの方法はどうでしょう。傷つくということは悪いことだけなのか。そうじゃない。傷つくことによって人の心の痛みがわかる人になれる可能性はある。傷ついたことのない人に、どうして人の心の痛みがわかるでしょう。そして、傷ついたからこそ、悔しさや、情けなさや、人を恨みたくなるような気持ちも理解できるようになるのです。

そして、人の心の痛みのわかる人として生きている人は、怒りを強い優しさにかえています。怒りに振り回され、ほかの人のせいにして自分は悪くないと言い張って、いつまでも不幸な状態でいる人もいるかと思えば、苦労して苦労して、傷ついた思いもいっぱいしながら、ものすごく素敵な人になっている人もいるのですね。

苦労には、二つの働きがあります。苦労がその人をひねくれさせるか、あるいは逆に、苦労がその人を輝かせるか、二つの正反対の働きがあるのです。輝いている人々は、苦労した心の痛みを内に持って、人の心の痛みのわかる人として、強い優しさを持って生きている。皆さんが将来、どんな職業を選ぶにしても、私たちの心のなかにある怒りとどう向きあって生きるかが大切になります。

3 人と関わり、触れあうときの心得

さて、それでは、人と人とが関わり、触れ合うときに大事な三つのポイントを、今から申し上げたいと思います。

多くの人は、人との関わりを思うとき、何が言えるか、何ができるかを大変気にします。けれど人との関わりのなかで一番大事なのは、あなたの存在感なのです。あなたが友だちのそばにいるときに、友だちが心地よく思うかどうかです。

（1）温かい存在感の提供

今日は皆さん、たくさん参加されているので、やむをえず詰めて座っておられますね。これがもし半分ぐらいの人数だったら、考えるんですよ、座る場所を。あの人の隣りは心地悪いと思ったら、離れて座る。でもその反対もあるのです。なぜかその人のそばに座りたくなる。食堂で食べるときも、空いているところを選ぶというより、その前後に誰がいるかをよく見定めて座りませんか？　せめて食事ぐらい心地よく食べたいわけです。その人の存在感、物言わぬ存在感というものはやっぱりあって、そばに一緒にいてほっとできるという存在感もあれば、一緒にいることがしんどいという存在感もあるのです。

たとえばクラブ活動のミーティングの席に先輩がいるとします。なかには憧れの先輩もいれば、ちょっと苦手な先輩もいて、何か意見を言いなさいと言われたときに、周りを見ませんか？　今日はどの先輩が出席しているか。この先輩がいたらこの意見は言いにくいし、あの先輩がいたらあの意見は言えない。しかしうるさい先輩がいないとなると、今日は言えるぞ、となる。一緒にその場を占めている人に自分がコントロールされるということがあります。その人がそこにいるので気楽な気持ちになるかと思えば、その人がそこにいるから重たい気持ちになることがあるのです。

温かい存在感になりたいですね。人をほっとさせることのできるような、人が思わずあなたのそばに来たくなるような、そんな存在感になりましょう。では、存在感の温かさは、身体のどの部分からにじみ出てくるものだと思いますか？

存在感が伝えるもの

私は以前、こんな体験をしました。私の友人は医療関係に全然興味のない人で、英文科へ行き、商社に入りまして、海外の支店に行けと言われて、喜んで行きました。泣くような努力をして現地の言葉をマスターしたと聞いています。日常会話ができるようになったとき、私は、彼女を訪ねて遊びに行きました。

四日目の朝、起きたら、彼女が私に、「今日は職場のバーベキュー・パーティがあるから、一緒に行ってもらえない？」と言う。もちろん私も行きました。会社の方々とその家族や友人が来ていて相当な人数でした。それで彼女は一番最初に、「今、祖国日本から友人が来ております」と私の紹介をしてくれたのですが、その後すぐ、会社の部署の仲間の輪のなかに入ってしまいました。最初は仕方ないと思いました。会社のパーティなんですから、彼女を自由にしてあげないと、と。寛大な気持ちで、私は私なりに楽しもうと、楽しむ努力をしたのですが、外国のパーティは長い。特に夏場のヨーロッパは、夜の一〇時を過ぎても明るいのです。いくら時間をつぶしても終わらない。

それで、どうして私を放っておくのか、とだんだん友人に対して腹が立ってきたのです。私は初めて訪れた国ですよ。ちょっとぐらい、「楽しんでる？」と気を遣ってくれたっていいと思いません？友だちよ、私のもとに帰っておいでと探していたら、向こうにいました。右手にビール、左手にバーベキューの食べ物、そして職場の人たちと笑い転げている彼女。それを見たとたん、腹が立ってきた。そして、日本に帰ったらつきあいかたを考え直そうなんて考えはじめると涙がぽろぽろっと出てきた。

皆さん、孤独の涙というのは、無人島に行って味わうものじゃない、多くの人の中にいながら孤立感を感ずるときに流すものなんですね。そして、孤独を感じた者は、ちょっといじけるところもあるのです。放っておいてちょうだい、私はこれでいいの、と。そうやって自分をもっと孤独にしてしまう。そういうときは、周りの援助が必要なのですよ。その日の私がそうでした。

私、この群集のなかにいるのはもう耐えられないと思って、近くの道を一人で歩きまわりました。もうそろそろパーティは終わっているかなと思って帰ってきたら、まだやっている。もう一つの道をずっと歩いて帰ってみたら、まだやっている。ああもう長いな、このパーティはいつ終わるんだろうと思っているうちに足が疲れてきて、どこかに座りたくなりました。ふっと見たら、向こうに白いブランコが二つ。一つのブランコに乗って、ゆらゆら揺れていたら、涙がまたぽろぽろ出てきました。

すると、もう片方のブランコに一人の人が乗りにきた。だけど、私、この人が前を通ったのを覚えていないのです。涙を流して孤独の世界に浸っていたから覚えていない。ところが、身体でふっと感じたわけです。誰かに見られていると思った。横を見ると、その方がじっと私を気の毒そうに見ているわけです。日本人サイズだと五歳くらいで、金髪、青い目、そしてパーティ・ドレスを着て。舶来の人形そっくりのとてもかわいい子でした。

この子、私のことを心配してくれているとふっと思った瞬間、互いに目と目が合って、そのとき、その子がにこっと微笑んだのです。それがまた人形が微笑んでいるみたいでかわいくて、思わず微笑みかえしました。その子は時々こちらを見て微笑んでくれる。私も「心配かけて悪かったね」と心のなかで言いながら微笑み返す。……そんなことしていたら、だんだん涙が果てました。

そのときに初めてわかりました。そばにいるということがなぜ意義深いことなのかが。そばに温かい存在感があるということはどういう意味があると思いますか？　居心地がいいんですよ。彼女がそばにいてくれたとき、私、ものすごく居心地がよかった。温かい存在感で、そばにいてくれるとき、無言のメッセージが運ばれます。「あなたは一人ぼっちじゃないよ」というメッセージです。

一人じゃないと思えるからこそ乗り越えることのできる山がいっぱいあるのですよ、人生には。一人だと思ったら、もういいやという気持ちになることもあります。一人ぼっちじゃないと思うから、不本意な人生も乗り越えて生きていける、抱えてでも生きていこうかという気持ちになれるのです。

あなたは一人ぼっちじゃないよというメッセージは、ものすごく大事なのです。時には言葉で伝えることも必要でしょう。そして、存在感で伝えることができる。温かい顔の表情と、温かい優しい身体の動き・動作から、相手に温かさを伝えることができるということを、私はそのとき学んだのです。

（2）聴くこと

さて、人と人とが関わり、触れ合うときに大事なポイントの二つ目は「聴く」ということです。ヴィクトール・フランクルというオーストリアの精神科の医師がいました。フランクルはアウシュヴィッツに強制収容されて、なんとか生きて帰ることができたという経験の持ち主です。アウシュヴィッツとはどんなところか、皆さんも知識としては知っておられると思いますが、あそこは、人間としての尊厳を徹底して失うような場所だった。そして、いつも生と死のはざまにあるような生活だったというのです。フランクルは生還できたといっても、やはり心には非常なる傷を持って帰ってきたと思いますが、やがて気持ちが落ち着いて、自分の体験を振り返ることができるようになったとき、詳細にその体験を分析しました。人としてのどん底を見た経験から、人間というものにはいくつか特徴があるのではないかと思うようになったというのです。

今日はその特徴のうち一つだけをご紹介しますが、この一つだけでもかなり考える価値のあるものです。それは、人間はどんなに苦しいことがあっても、それに耐えてでも生きようとする、という特徴です。

皆さん、このことをぜひ覚えておいてください。時に、人間というのは、あまり疲れ過ぎたりすると、生きるのが面倒くさくなる。もう死んでしまいたい。そんな言葉がふっと出てくるのです。そんなことをお父さん、お母さんに言って、怒られたことのある人もいるかもしれませんね。「なんてこと言うの。苦しい思いをして、誰が生んであげたと思っているの、誰のおかげやと思ってんの」とごちゃごちゃ言われたら、もっと死にたいわ、と言いたくなったりする。そんなことはありませんか。

フランクルは言っています。死にたいと言うあなたの本心には、生きたい気持ちがあるんだよ、と。死にたいと口に出すことがあってもかまわない。だけど、そのときに思い出してほしいのです。私は本当は生きたいと思っているということを。

友だちが死にたいと言ったとき、「私も一緒に死のうか」と言うのは、本当の友だちではありません。死にたいと言う友だちがもしいたら、本当は生きていたいと思っているその気持ちに気づかせてあげてください。それが本物の友情です。

それをどうやって気づかせるか。相手に語らせるのです。「そんなこと言わんと一緒に頑張って生きようよ。一緒に大学出るって言ったじゃない」と、ごちゃごちゃ言ってはだめ。「○○さん、なんでそんなふうに言うの。なんで死にたいって言うの？」と聴いてみる。そして相手の話を聴きましょう。

人は、自分の話を、まるで一緒に背負うかのように聴いてくれる人がいるならば、自分は本当は生きたいんだということに気がつくことができるのです。もちろんそれは簡単ではありませんが、大切な援助です。

「かわってやりたい」

私が病院で仕事をしていて一番つらいと思う死は、子どもが親よりも先に死ぬことです。子どもが親よりも先に死ぬときの親の悲しみはたまらないです。子どもといっても、五歳、一〇歳の子とは限らない。六〇代の人が亡くなるときに、九〇代のお父さん、お母さんが見送るケースが増えてきています。九〇代のお父さん、お母さんにとって、六〇代でも子どもは子どもなのですよ。

病棟で親たちが必ず口にする言葉があります。「かわってやりたい」。これは親が子どものために使う言葉です。自分の子どもが病気になったり、苦労をしているとき、親は「かわってやりたい」と言うのです。

私はたくさんの親の涙を見てきて、このような思いだけは自分の親にさせたくないなと思ってきました。もちろん病気は、好きでなるわけじゃないです。お父さん、お母さん、ごめんね、こんな心配かけてごめんねと言わざるを得ないときもあるかもしれません。ですけれども、親より先に死なない努力はしてください。子どもは親よりも一日でも長く生きる必要があります。

(3) 愛を感じさせる言葉を届ける

さて、人との触れあいの大切なポイントの三つめ、最後は、言葉の使いかたです。

日本人は、言葉の使い方が貧しく、いわば〝悟りの民族〟です。これは、相手はわかってくれている、悟ってくれているはず、だから言わなくてもいいという考え方です。

大学一年から一緒に勉強している友だち、横に座っている友だちは親友に決まっていると思っていても、聞いてみないとわかりませんよ。「あんた私の親友?」って聞いてみてください。「えっ、うそ、私があんたの親友?」なんて言われることもあるかもしれない。

いつも一緒にいる友だちに「私の親友でいてくれてありがとう」なんて言ってみたこと、ありますか？　そんなこと言わなくても伝わっているでしょと思う、それが〝悟りの民族〟ということです。お母さんに、「生んでくれてありがとう」と言ってみたこと、ありますか？　またお父さん、お母さんからも、「あなたのことを誇りに思っているよ、大事だよ、愛しているよ」と言われたことがないのではないでしょうか。

日本人は、言わなくても伝わっているはずだという、一種の甘えをもって生きてきました。ですけれど、私はホスピスという世界でずっと仕事をしてきて、こう思うようになりました。わかっていても言わなくてはいけない言葉がある。わかっていても言ってもらいたい言葉が、人間にはあるのだと。それは人間の命を輝かせるもの、愛を感じさせる言葉です。

4　思いを伝えるコミュニケーションを

九月一一日といえば、何が起きた日ですか？　今日は、一月一七日に起こった地震の話から始めましたが、最後に九月一一日の話をしたいと思います。

あの日アメリカで、四機の飛行機が落ちたことは、皆さん、まだご記憶にありますね。ツインタワーにそれぞれ一機ずつ突っこんで、タワーは二つとも倒壊しました。そしてあと二機が、別々の場所に一機ずつ落ちています。ピッツバーグというところで落ちた一機に、二〇代のアメリカ人の男性が乗っておられたのです。

彼は飛行機のなかで、何を考えていたのでしょうか……学校に提出するレポートのこと、あるいはどこかへ遊びに行くことを楽しみにしていたのか、今となってはわかりませんが、とにかく、死ぬつもりで飛行機に乗ったわけではなかったのは確かです。

ところが、飛行機が離陸してしばらくしてから、テロリストが、機内に乗り合わせている人たちに、自分たちがこの飛行機を乗っ取ったと宣言しました。それで初めて、機内の人たちは、ハイジャックされた事実を知ったのです。テロリストの語った言葉から、若くて感性豊かな彼は、こう感じとったようです、もう自分は生きて帰れない、と。

九・一一　母と息子の対話

皆さんだったらどうしますか？　生きて帰れないと思わせるものが何かあったのでしょう。そして彼がそう思ってから実際に墜落するまでの時間は、そんなに長い時間ではなかったのです。彼はそれから何をしたか。携帯電話の電源をオンにしてお母さんに電話をかけた。そしてその電話はお母さんに通じたのです。

私はテレビでこのお母さんが実際に話をされたのを観ました。お母さんの話では、息子から電話をもらったとき、第一声が「お母さん、ハイジャックされた」、この言葉だったそうです。そのあと彼は時間を惜しむかのように、お母さんに言い続けたというのです。「お母さん、今までありがとう。お母さん、愛しているよ。お母さん、愛しているよ、今までありがとう。お母さん、愛しているよ、愛しているよ」……。こうして彼は、お母さんに、今までありがとうという感謝の気持ちと、愛しているという気持ちを言い続けたというのです。

お母さんはこの電話を一体どこでとられたのか、どこでどのように電話をとったにしても、びっくりしたことは確かです。「ハイジャックされた」という第一声のすぐあとに、万が一を感ずるような言葉で息子さんが語り続けたこと。これが本当に別れになる可能性があることを感じさせるような電話を、息子さんがかけてきた。「お母さん、今までありがとう。お母さん、愛しているよ」と。それをお母さんはずっと聞き続けて、最後に、お母さんのほうからこの息子さんにこうおっしゃったそうです。「お母さんもあなたを愛しているよ」と。

この番組が放映されたのは、あの事件が起こって一年後の九月一一日でした。このお母さんは四〇代くらいに見えましたが、私はそのお話を聞いて、非常に感動しました。

でも、もしこれが日本人だったら、日本人のお母さんと息子だったら、こういうコミュニケーションがとれるだろうかと思いました。これは同じ質、同じレベルの、同じ愛を感じさせるコミュニケーションがふだんから成り立っている文化でないと出てこない対話のように思うのです。

それでは、日本人だったらどうなるか、ちょっとやってみましょうか。私、大阪人なので、大阪弁でしてみたいと思います。

「お母さん、ハイジャックされてしもうた。もうだめやわ。お母さん、今までありがとうな。お母さん、大好きやで」。愛しているなんて、日本人は親には言えないので、このような言い方で息子がありがとという電話をかけてきたとします。すると、日本人のお母さんだったらどうなるかと言いますと、おそらくこうなるだろうと私は思うのです。

「静かにしなさい、犯人に聞こえたらどうするの。あなたはきっと帰ってこれるから」。

「必ず元気になれるよ」？

たとえば日本では、お父さん、お母さんが重篤な病にかかったとき、息子や娘を含めて、身内の皆さんはこんなふうに応援してきました。「お父さん、必ず元気になれるから」。

この「必ず元気になれるから」という声かけを、一つのエールを送る言葉として、日本人はよく使うのです。お見舞いに来た人が「○○さん、思ったより元気そうね」と言う。この「元気そう」という言葉で多くの患者さんが傷ついています。こんな姿で、元気そうに見えるわけがないのに、なんで「元気そうね」と言われるんだろう？　「元気そう」というこの言葉は、見舞客のほうが、怖いと思う自分を支えるために使ってしまう言葉でもあるのですね。患者さんにしてみれば、そこに無理を感じて、つらい言葉として聞こえていることがあるのです。

「あなたは必ず元気になれるよ」、そういうふうに言ってさしあげるにふさわしい場面も確かにあります。けれども、命に限りがある状況のなかで、もっと伝えておかなければならない言葉があるのに、日本人は伝えるのが下手なのです。万が一を想定したコミュニケーションのとり方が日本人は弱い。

そして、万が一のときに使う言葉は、実は、万が一のときだけに使う言葉ではないのですよ。日ごろから、その人への愛を感じさせる言葉を使っておかなければ、いざというときに使うことができません。

最後に、皆さんに、一つ宿題を残して帰りたいと思います。それは、提出をしたり報告をしていただかなくても結構なのですが……。

皆さんがとても大事に思っている家族、お父さん、お母さんや自分の兄弟姉妹に対して、または友だちに対して、願わくはメール以外の方法で、つまり電話をするか、直接に会う形で、言葉に出して言っていただけませんか。「私はあなたのことをとても大事に思っている」ということを。あなた自身の言葉で伝えてほしいのです。

友だちに対して、「大学に入って、あなたと一緒に学べて、私、とっても喜んでいるよ。これからも仲よくしてね」とか。「お母さん、今日は突然電話してごめんね、私、とってもお母さんに感謝している。離れてみて、すごくそれがよくわかった。お母さんのことをとっても大切な人だと思っているからね」。自分自身の言葉で、あなたの思いをきちんと伝えることができますか。

気恥ずかしさを横に置いて、自分が大切だと思っている相手に、大切なんだよという思いを言語化して言える人であってほしい。実はそれが、いろいろな人間関係を形づくっていくうえで、とても大事なコミュニケーションになっていくということです。自分の気持ちをきちんと相手に伝えられる人であってほしいと願います。

命を大切にするということ

人生はやはり何が起こるかわからない、こんなはずではなかったと思うことがいつ起きてもいいように、自分なりの生きかたを精いっぱいしておきたいと、あの地震以来、改めて思うようになりました。大切な思いも日ごろから伝えておかなければと思い、あるとき、弟に向かって、「あなたが私の弟であってくれてありがとう。あなたを弟に持てて、とっても喜んでいるよ」とまじめに言ったのです。弟はきょとんとしてこう言いました。「お姉ちゃん、大丈夫か、疲れてんの。あまり仕事を詰めてやったらあかんで。身体大事にな」(笑)。日ごろから伝えていないので、こんな会話になってしまうのですね。

そして今度は、私の誕生日に、母に向かって言いました。「私を生んでくれて、お母さん、ありがとう。苦しい思いまでして、私を生んでくれて本当にありがとう」と。すると母はすぐに、「生まれてきてくれてありがとうね」と言ってくれました。私、ものすごく嬉しかった。どんな人生訓より、どんな宗教的な、哲学的な考えかたよりも、自分の親に「生まれてきてくれてありがとう」と言われたことは、私にとって大きなことでした。自分のいのちを粗末にできません。大切に生きないといけないと、心の底から思いました。

皆さんにも、はっきりと言葉にして言うこと、言ってもらうことの喜びを味わってほしいと思います。今日、大切に思っている人に、その思いを伝えてみませんか。聴講生のなかには結婚されている方もおられますか。妻、夫に言えるでしょうか。「あなたを愛しているよ」と。奥さんから「まあ、嬉しいわ。私もあなたのこと愛しているわ」と返事が返ってきたらいいですが、たまに、愛しているよと伝えると誤解が生じることがあります。「あんた、何か隠してるの」(笑)。だから、男性の方は注意してくださいね。

人間関係のなかで、これからも大切なことを学んでいきましょう。本当の意味で自分を大事にできてこそ、周りの人の命を大切にして生きることができるのだと思います。ご清聴ありがとうございました。

おわりに——連続講義を終えて

千葉大学看護学部教授
眞嶋　朋子

本書は、日本財団の寄附講義として二〇〇七年度に開講された、千葉大学普遍教育教養展開科目「いのちを考える——医療の原点をみつめて」(一四回連続講義、二〇〇七年一〇月二日〜二〇〇八年一月二九日)の講義を、テープ起こしのうえまとめたものである。合計一四人の多彩な講師陣が講義を担当されたが、紙幅の関係で、そのうち八人の講義が、春秋社編集部の判断により抜粋・収録されている。

この連続講義は日本財団により発案されたもので、緩和ケアに関連する科目を千葉大学で開講したいという申し出があり、私はその科目の学内の受け入れ教員として普遍教育センターより任命された。私は受け入れ側の代表として、科目の目的、目標の設定、評価方法の検討、各講師との連絡調整などを行い、授業開講後は、学生のレスポンスペーパーの回収、内容の把握、各講師へのフィードバック、課題レポートの評価、日本財団への評価内容の報告等を行うといった調整の役割を担った。

連続講義の意義と反響

これまで、緩和ケアに関する内容は、医療系の専門科目の中に位置づけられ教育されてきたが、大学の教養教育のなかでは行われていなかった。そのため朝日新聞ほかさまざまなメディアに取り上げられ、社会的な関心を呼んだ。

関心を集めた理由の一つは、本講義の講師陣が、終末期医療、緩和ケア医療・看護の領域で、先駆的な働きをされ、医療界のみならず、社会的な知名度の高い先生方であったためである。

また、日本財団ではこれまで、医療者や一般市民に対して緩和ケアに対する啓発活動を続けてきたが、大学生、しかも医療系以外の学生が学ぶ総合大学としての千葉大学に、寄附講義が開かれたことは、大変意義あることと言える。

本講義は、二〇〇七年一〇月より毎週一回、計一四回開催された。開講に先立ち、四月当初にガイダンスを行い、履修登録者を募った。四五〇人の募集人数の枠であるのに、五月の時点では二〇〇名ほどの学生しか登録されておらず、本講義に対する学生の期待がどの程度であるのか図りかねた。しかし、一〇月の第一回・山崎章郎先生の講義の際には、立ち見が出るほどの参加者が集まり、先生の講義後の登録者数は四〇〇を超えた。最終的には四五〇名ほどとなり、もっと大きな教室を使えないのかと学生から苦情が出たほどで、募集当初の心配は杞憂に終わった。

各授業の終わりには、学生からの授業レスポンスペーパーの提出を求めた。一四回の講義のうち、最低三回は出すように義務づけたが、実際には、毎回二〇〇名〜三〇〇名の学生が各講師にこのレスポンスペーパーを提出した。これは、義務感からというよりも、学生が自発的・意欲的に講義に参加している表れではないかと考えられた。このレスポンスペーパーには、学生自身の講義に対する感想、講師の説明に対する自己の意見、これまでの自己の体験などが綴られていた。また、なかには直接、講師に対して、自分のこれまでの体験をもとにメールでの質問を希望する者もいた。

学生の人数が非常に多かったため、一人一人に対して講師からコメントを返すことは困難であることを、学生に了解を得るべく説明をしたが、重要と思われる内容については、各講師の判断で学生に対応したケースもあった。

学生たちはどう受けとめたか——レスポンスペーパーから

各講義へのレスポンスペーパーにおいては、新たな気づきや考えかたを与えられたと記した感想が数多く見られたが、そのなかから私が特に印象に残ったものを紹介したい。ただし、レスポンスペーパーの公表について学生から事前に了承を得ていないので、内容の概略を紹介するにとどめる。

(1) 死を自分のこととしてとらえる

「がんを罹患した患者・家族の苦しみ、心の変化、周囲の人々との関わりなどが紹介されたことによって、これまであまり考えたこともなかったが、死について考えるようになった」というように、講義を通じて、死に向き合う体験をしていたことがわかる。

「それまで死についてまったく考えていなかったかというと、そうではなく、むしろ身近な人の死や、テレビ、インターネットの影響で、がん体験者の話などを聞く機会が以前よりも広がり、死について考えることがあった」とする記述が目立つ。しかし、それは健康な自分の立場からの考えであり、「元気な自分のなかで考える死」である、とある学生は述べる。今回の講義を通して自分の死について向き合い考えることが、講師より直接的・間接的に求められ、多くの学生は、死についての考えかたが変化したり、その内容が具体的になったのではないかと思う。

自分自身の死について考えることを促された講義に対しては、「死とは絶対に逃げられないものであるから、どう生きていくかということが大切である」といった内容が最も多く、講義全体がねらっている内容を、確実に学生が学習していることがわかる。

このように、死にゆく人々の立場を、自分の立場と重ね合わせながら、学生が理解できるようになってきたのは、各講師が、非常に厳しい状況にある人々と交わり——それは医療を受ける人々だけでなく、戦争や災害に見舞われた人々も含めて——、自身の生きかたについて考え続けてこられたからだと思う。講師の話を通して、こういった状況に置かれた人々の生の声を学生が聴くことによって、大きなインパクトを受けたのではないかと思う。

（2）死を乗り越える力

死について真摯に考えるなかで、思いは暗くなりがちであったが、勇気をも与えられたという言葉も多く見られた。これは、一つ二つの出来事ではなく、言いつくせないほど多くの支えが周囲にあるということを発見したことから生じる気づきである。

学生のレスポンスペーパーのなかに、特に印象に残った内容として、ユーモアについて述べられたものがあった。これはアルフォンス・デーケン先生の講義で取りあげられたテーマである。

「死は、日本人の文化のなかでは触れてはいけないものとされ、自分たちは死を考えないようにしてきたのではないか。しかし、暗く考えがちな死について考える際には、ユーモアが大切である」と、ユーモアの大切さに改めて気づいたようである。

また沼野尚美先生は「ゆるし」について語られ、家族や友人へのゆるしが、死を乗り越える力になるということが、学生に強い印象を残したようである。

(3) コミュニケーションについて

多くの講師が、患者とのコミュニケーション方法について、ロールプレイを通して示してくださった。多くのレスポンスペーパーには、「以前に身近な人を亡くしたときに、どのように言葉をかけたらよいのかわからなかった」という体験が記されていた。しかし講義終了後になると、「病を持ち死の不安を抱えている人に『がんばって』と言葉かけしてしまっていたが、その人の本当の気持ちを聴き、つらさを表現してもらうような言葉かけが大切である」という気づきが記されていた。

石垣靖子先生は、看護職という立場から、病院の環境が「病人」を作ってしまうと強調されている。また、「医療者も患者も皆、同じ人間です」と語られ、医療者と患者との間で、同じ目線に立ったコミュニケーションが交わされることの重要性についても強調されていた。

医療者と患者とのコミュニケーションの重要性については、医学、看護、薬学部など医療系の学生だけでなく、理学部や工学部なども含め、ほとんどの学生が強い関心を示した。たとえば、自分が以前お見舞いに行った病院では医療者が少し威張っていたとか、医師や看護師がとても親切で、言葉をかけられたことで勇気づけられ元気になったなど、自己の体験に引き寄せながら、医療における基本的な問題について考えようとしていた。

今回、私が新たに気づかせられたことは、教育学部の養護教諭の課程の学生たちからのレスポンスが多かったことで、養護教諭として今後働いていくなかで、活用できる知識が多かったことを物語っていた。

（4）緩和ケアについて

本講義の全体として、緩和ケア、特に在宅医療をテーマに語られた講師が多かった。また、政策的な側面も取り上げられ、医学・看護学の基礎的な内容もかなり含まれていた。

しかし、がん治療や疼痛緩和の先端的な内容を十分に理解するためには、本講義だけでは十分とは言えず、解剖学・生理学・病態学などの基礎的知識の学習が不可欠である。今回の講義は全体として、緩和ケアの学習の導入として位置づけることができる。今後、治療に関わるより突っ込んだ内容については、専門課程での学習に期待する。

今後の課題として

（1）医療系以外の学生に対する示唆

講義終了後の学生のレポートから、終末期の人々と今後、関わっていきたい、自分が何かの役に立つにはどのようにしたらよいかという質問を受けることがあった。

確かに、医療系の学生であれば、がん患者や終末期の患者と関わることができ、学習した内容を直接に生かすことができるが、医療系以外の学生に対しては、現在のところ、緩和ケアに関するボランティア活動は大学のなかで準備されていない。今後、関連の研究室と連携し、学生の学習の場を作っていく必要がある。

（2）普遍教育と専門教育との関連性

本講義は教養課程の位置づけで開始されたが、一四回の講義のなかにはかなり専門的な内容も含まれていた。現在、千葉大学では、医学部、薬学部、看護学部が連携し、がんプロフェショナル養成プランや、専門職連携教育を通じて、がん医療や、チーム医療の教育研究開発を進めている。今後は、これらの専門的な内容と、本講義とを有機的につなげられるよう努力していきたい。

（3）がん医療以外の医療問題との関連性

本講義は、緩和ケアに対する内容が多く含まれていたため、自然な流れではあるが、がん医療やがん患者の体験が多く題材として取り上げられていた。「いのちを考える」という講義のテーマからすると、がんだけでなく、高齢で終末期を迎える人々や、慢性疾患で死と向き合っている人々の体験も取り上げられても良かったのではないかという意見が、看護学部のある教員から個人的に提案された。緩和ケアの対象範囲は広いので、がんに限らず、多くの人々を対象に視野を広げられれば良かったかもしれない。

本講義は日本財団の協力のもとに行われ、医療系に限らずそれ以外の大学生も対象とした、これまでにない画期的な取り組みとして、学内外から期待され、開始されたものである。期待通りの成果、予想外の成果、今後の課題が提示された。これらの成果は、多忙ななか、担当してくださった講師の先生方、日本財団のご支援がなければ、生み出されない成果である。ここに心から感謝の意を表したいと思う。また、講義全体の運営は、千葉大学普遍教育の職員の強力なバックアップのもとに行われたことも最後に付け加えさせていただき、本稿の終わりとしたい。

ホスピス緩和ケアとは、「人生をよりよく生きる」ためのプログラムです。それはエイズやがん末期患者だけのものではなく、「死ぬための施設」を意味するものでもありません。それは、いつでも、どこでも、誰にでも、ケアを必要とするすべての人に提供されるべきものであり、クオリティ・オブ・ライフ（人生の質・生活の質）を向上させるためのものです。

一九九六年にわが国のホスピスにおける指導的立場の有識者にご参集いただき、「日本財団ホスピス研究会」（委員長　日野原重明氏）が発足いたしました。研究会の答申をもとに、日本財団では、笹川医学医療研究財団、ライフ・プランニング・センター、日本看護協会をはじめとした全国の多くの機関・大学等と連携しながら、さまざまなアプローチでホスピスプログラムを推進しています。

日本財団

19歳の君へ
——人が生き、死ぬということ

2008年8月25日　初版第1刷発行
2017年9月10日　　第8刷発行

編著者＝日野原重明
著　者＝山崎章郎、アルフォンス・デーケン、
石垣靖子、紀伊國献三、岡部健、木澤義之、
向山雄人、沼野尚美、眞嶋朋子
発行者＝澤畑吉和
発行所＝株式会社　春秋社
〒101-0021 東京都千代田区外神田2-18-6
電話 (03)3255-9611(営業)・(03)3255-9614(編集)
振替 00180-6-24861
http://www.shunjusha.co.jp/
装　幀＝高木達樹
印刷・製本＝萩原印刷株式会社

ISBN 978-4-393-36499-4 C0011　Printed in Japan
定価はカバー等に表示してあります

春秋社

いのちの言葉【増補版】

日野原重明

103歳の医師の珠玉の名言集。2002年刊の好評ロングセラーにその後の10年の歩みと亡き妻への想いを増補。「新老人の会」を軸に老いの新たな境地を切り開いてきた思索の数々。

1600円

それでも人生にイエスと言う

V・E・フランクル
山田邦男（他訳）

ナチスによる強制収容所の体験として全世界に衝撃を与えた『夜と霧』の著者が、その体験と思索を踏まえてすべての悩める人に「人生を肯定する」ことを訴えた感動の講演集。

1700円

〈突然の死〉とグリーフケア

A・デーケン
柳田邦男（編）

天災、事故、犯罪被害、自殺など、突然に近親者を喪った人は、どのような心理状態にあり、どのような援助が必要なのか。悲嘆ケアの研究成果をふまえつつ、援助のありかたを探る。

1800円

〈大切なもの〉を失ったあなたに

喪失をのりこえるガイド

R・A・ニーメヤー
鈴木剛子（訳）

愛する人との死別、離婚、失恋、失業に直面したとき、何ができるのか。喪失の本質を見つめ、自分のペースで一歩踏み出すヒントを満載した希望の書。心を整理する演習問題つき。

2300円

ホスピスの母

マザー・エイケンヘッド

D・S・ブレイク
細野容子（監訳）
浅田仁子（訳）

ホスピスケアとは、家のない人に家をさしだすこと。19世紀植民地下のアイルランドで世界初のホスピスをつくったマザー・エイケンヘッドの知られざる生涯とその功績。

2500円

価格は税別